U0010755

行為失控的平衡練習

雙相情緒障礙行為的自救指南

從憂鬱到狂躁，一切混亂，都能獲得解決

凱蒂‧康尼比爾 著
Katie Conibear

劉又菘 譯

晨星出版

提醒

　　本書所提供之資訊並無法取代任何專業醫療處置或建議。請務必將您的健康狀況如實地告知醫師，尤其是對於任何可能需要診斷或醫療護理的部分。

　　情緒觸發警告：本書會提及濫用、酒精、憤怒情緒問題、焦慮和恐慌發作、躁鬱症、車禍意外、憂鬱症、藥物、幻覺、妄想和侵入性想法、住院治療、懷孕、性和自殺意念和想法。

這本書《行為失控的平衡練習》，翻譯自《Living at the Speed of Light》，原作者是英國的年輕女作家凱蒂・康尼比爾（Katie Conibear），她在 14 歲時就出現了雙相情緒障礙症的病癥，但是一直到 26 歲（2012 年）才被醫師確診。然而她很快地接受這個病症，並且成為一位精神健康的倡議者。本書也以其第一人稱講述她自己的生病歷程，穿插以專有名詞的介紹，以及各項醫療資源取得的途徑。

「雙相情緒障礙症」（或稱「雙極性情感疾患」），過去比較通俗的名稱為「躁鬱症」。但很多人在得到憂鬱症的時候也會很煩躁，因此會誤以為就是躁鬱症，所以現在比較不採用這個病名。這個疾病的核心症狀會出現「狂躁期」（或稱躁期），其典型的症狀是有一段時間出現情緒高昂、睡眠需求減少、話多停不下來、精力旺盛，之後又會恢復正常。

這樣的週期性，會嚴重地打亂一個人的生活、學業、感情、與工作，同時也會造成診斷上的混淆，不但醫師不容易從一個橫斷面看出全貌，病人也很容易在意識的層面或下意識地否認曾有的變化，因此確診不易，同時確診後也會有病識感，想要好好控制它更不容易。

但是，反過來說，如果能夠控制得好，讓憂鬱症與躁症的週期間距拉長，情緒平穩、與正常人無異的時間就多了，這也是為什麼很多「雙相情緒障礙症」的患者，能夠繼續學業、工作、家庭生活，當中甚至有些成為精神醫療的工作者，如暢銷書《躁鬱之心》的作

者凱‧傑米森（Kay R. Jainson），不單是患者，後來更成為這個疾病的權威。

這樣的案例，對將精神疾病患者去除汙名化，有很大的幫忙，也就是說即便是受到精神疾病的影響，一個人仍然可以像生了其他身體疾病一樣，不被一貫性的異樣眼光看待，或總是被視為是社會的威脅。這也是為什麼現在很多醫院的精神科會改名為身心科，就是希望能告訴大眾，很多精神疾患是身、心相互影響的結果。同時，也有很多情緒的問題，常在染上重大身體疾患的時刻出現，例如過去三十年來，也有了心理腫瘤醫學這個學門，呼籲大眾與專業人員，要正視癌症病人出現的情緒與精神方面的問題。

當晨星出版社編輯把這本書翻譯初稿給我看之後，我豪不猶豫地決定推薦這本書。首先這本書是以病人的角度介紹精神疾病，以及病人自己在其中的經歷，這樣的病人誌十分珍貴。再來是這本書的作者，不單講述個人生病的過程，同時也花了很大的篇幅介紹這個疾病的診斷準則、常見症狀、藥物治療、心理治療，以及病程，儼然是一本科普教科書或豐富的衛教手冊。最後，這本 2021 年出版的原文書，在這麼短的時間內翻譯成中文，分享給台灣的讀者，要佩服譯者、編輯與出版社的高效率，希望之後能有更多類似的書籍出現。

鄭致道

台灣心理腫瘤醫學學會 理事長／和信醫院 身心科主任

≡ 推薦序 ≡

　　你可曾有過心緒不寧，卻又找不出原因，完全「不知道自己怎麼了？」那種情緒煎熬的經驗嗎？本書作者凱蒂·康尼比爾（Katie Conibear）就遭受這種情緒折磨。她自年輕時就飽受內心煎熬、情緒困擾，由於找不出原因，也不知道如何向他人表述，當鬱期來臨時，形容自己就像過著「人不像人、鬼不像鬼」的日子，直到十多年後才發現自己情緒困擾的肇因來自於身心疾病：雙相情緒障礙症（過去多稱作「躁鬱症」）。她以自身經歷，用淺白、易懂、真誠的語句敘述她的內在世界及生活。透過撰寫部落格分享躁鬱症的故事，用她真實的口吻來陪伴與她有同樣困擾的人，並分享如何與有雙相情緒障礙症的人相處溝通和對話、如何面臨兩極的情緒。作者自己也藉著自由的寫作慢慢不再感受孤獨，逐漸走出確診陰影。

　　「雙相情緒障礙症」其實很辛苦，情緒會經歷躁期症狀、鬱期症狀，比方在躁期症狀出現時，會表現活力充沛、高創造力、感覺自己無所不能、慷慨、熱情、亂花錢的行為；鬱期出現時則會出現缺乏活力、情緒憂鬱低落、對任何事情興趣減低、甚至出現自殺意念。這兩種反差變化，不但深深困擾著罹患者，身旁的陪伴者往往也很難理解他們的感受。

　　身處這些情緒困擾的人不但對未來感到恐懼、擔憂，也可能因此令周遭的人際關係產生許多衝突，並因此產生沉重的挫折感。

　　作者在書中也清楚地記錄了雙相情障礙症如何影響到她的戀愛關係，因為她的伴侶無法理解她日復一日的情緒起伏，兩段感情的結束都讓她產生了「不信任自己可以找到幸福」的自我懷疑，所幸

她最後還是遇上了能夠理解她的伴侶，為此她也以自身經驗分享在愛情中需要用什麼方式與對方溝通，讓對方來理解自己。

她在書中分享一些實際平復失控情緒的自我照顧技巧及實用策略，比如如何與自己常常出現的憤怒感共處，像是：

- 試著將你的能量用在有效率的事情；或者當你不高興或生氣時，可以嘗試把這股能量投入到創造性的活動或運動。
- 告訴你愛的人自己的地雷在哪邊，並且請他們理解。

書中還有許多作者分享自己面臨「雙相情緒障礙症」時的治療方式，也鼓勵大家去尋找適合自己的治療方式。從作者的語句中可以理解到她誠實面對自己的狀況，以及那份希望幫助受此病症困擾者的真誠心意：她理解自己在面臨這個情緒疾病上一路走來辛苦的心理歷程，想要協助更多與她有類似困擾的人，鼓勵他們「我現在可以做到，所以你們也可以的。」

這是一本實用又貼心的雙相情緒障礙症自助自救的書籍，如果你也有這樣的困擾，它會帶給你貼心的陪伴及實用的方法，讓你相信「你的生活最終是不會一團糟」。她能陪著你好好尋找方法照顧自己、愛自己；若你是身為他們的家屬或親友，這本書可以學習到如何同理他們並與之對話；若你的親密伴侶有雙相情緒障礙症，你也可以從這本書理解到他的不安，並陪著他尋找心理支持的資源；而身為心理專業輔導人員也非常適合閱讀，這本書籍可以讓我們理解雙相情緒障礙症的真實生活樣貌，不但貼近個案的心，也能增進你的專業知識及同理心的深度。

江珈瑋

諮商心理師／暖心作家／台灣心理腫瘤醫學學會 秘書長

第 4 章　憂鬱症：不是什麼都不想做，
就是什麼都不敢做 / 69

第 5 章　不真實的真實：精神疾病 / 93

第9章　給旁觀者的建議：給家人和照護者的 實用建議 / 170

參考資訊與諮詢服務提供 / 187

參考來源 / 190

獻給吉米，

我的一切，我的光。

獻給我的家人，

感謝他們從未動搖的支持與愛

前言

　　於青少年情緒障礙專家服務中心（SAMS）服務的我們，對這本書真的很感興趣。站在專業的立場上，我們透過凱蒂·康尼比爾（本書作者）的描述看到其他年輕人也有類似的經歷。她的故事呈現了那些試圖在當下尋求解方的難處，以及與有雙相情緒障礙症（Bipolar disorder）共存的嚴峻現實。凱蒂的故事沒有過度美化或偏頗，而是如實地藉由自己的故事談論這些事。

　　本書值得推薦給那些剛被診斷出有雙相情緒障礙症的人，書中的敘述切中人心且易於理解，尤其是對此病症的忠實呈現。這對那些仍努力想要找到生存意義的人而言，肯定會有所助益。包括雙相情緒障礙症患者的親友、照護者在內，任何想要理解與同理患者的人，應該都會想一探究竟，以便理解該病症所帶來的影響，及如何開啟一段不被病症束縛的新生活。

　　這是一個誠實、詳實且兼具科普的真實故事，同時也會讓您投入其中並想了解更多。

　　　卡盧姆·哈理斯（Calum Harris），高等助理心理諮商師；
　　　　　　洛林·吉利斯（Lorraine Gillies），執業護理師與
阿迪亞·沙瑪（Aditya Sharma），臨床高等講師和兒童和青少年精神
　　　　　　　　　　　　　　　　　　病學名譽顧問。

第 1 章

什麼是雙相情緒障礙症？

　　在外人眼裡，26 歲的我生活似乎早已步上軌道——我有一份成功的事業、活躍的社交生活，以及穩定且美滿的戀情。每個人都認為我很懂生活，擁有幾乎完美的人生。然而，在我的腦裡、我的世界裡，生活其實正在分崩離析。

　　從我還是個青少年時便已深陷此症狀中無法動彈了。我陷入在一種極端情緒波動的迴圈之中，而我只想讓這樣的迴圈停下來。在過去幾個月裡，我一直處於狂躁失控的狀態，整夜不眠，而且花錢不手軟，衝動敗金的下場帶給我債務累累。也曾在一時衝動之下肇了兩次車禍。一直以來，我都處於極度緊繃且嘴巴停不下來的狀態，甚至感覺憤怒，歇斯底里。現在，我腦海中的邪惡聲音向我咆哮著，要我結束這一切。我彷彿走到一個死胡同，我對結束自己生命的想法甚至異常地平靜。漸漸地，我已無法回到從前了。然而，幾年過去，我學會了怎麼處理這些症頭（後來才知道這就是雙相情緒障礙症）。我研讀了關於這種病症的資訊，發現一些實用的技巧來幫助自己應對並逐漸得心應手。

我會透過這本書讓你們知道我所有的故事。透過我的故事你們會看見什麼是雙相情緒障礙症，並且分享實際的方法和建議，真正深入了解這種病症的本質。藉此，我們便能稍微了解患者身處的世界，並且試著給予支持，讓你我不再孤獨地面對這一切。

所以，到底什麼是雙相情緒障礙症？

雙相情緒障礙症具有極高昂和極低落兩個站在天平兩個極端的特質。簡言之，這就是一種極端的情緒波動。極低的情緒會導致想輕生的憂鬱症狀，而極高的情緒則會引發輕躁症或狂躁症。在過去，雙相情緒障礙症被稱作躁鬱症（manic depression）。此病症是很難被診斷出來的，因為它會對每個患者造成截然不同的影響。

舉例來說，雙相情緒障礙症並不會讓每一位患者都出現嚴重的狂躁症狀（不顧後果的行為、妄想和幻覺）。之後我會在第三章解釋輕躁症和狂躁症之間的差別。

請記住以下關鍵的統計數據（我愛死這些統計數據了！），由此可知雙相情緒障礙症要被診斷出來有多困難：

- 英國有 2% 的人患有雙相情緒障礙症（McManus 等人，2016）。
- 美國有 4.4% 的人在生命中的某個時期會受到雙相情緒障礙症的影響（國家心理健康研究所，2017 年）。
- 平均要 10.5 年才能得到正確的診斷（Ghaemi, 2001）。
- 雙相情緒障礙症患者平均有 3.5 倍以上的機率會被誤診（Ghaemi, 2001）。

這一切的開始

我的生活在 14 歲時有了轉變。在學校，我表現正常也沒有被霸凌，學習成績也在前段班。我的家庭穩定且把我照顧得很好。儘管如此，我還是變得極度憂鬱，最後開始拒學。我把自己鎖在浴室裡企圖自殘。這樣的情形已經好幾個月了，但我卻依然不懂自己到底怎麼了。我變得更加孤僻，也不懂為什麼我會如此置身度外，甚至對自己的死活滿不在乎。我已經六個月沒上學了。這段期間，我去見了一位心理醫生，他能讓我敞開心胸地傾訴我的感受。我想要好起來，而這樣的念頭正是好轉的關鍵。

儘管當我回到學校後發生了一些怪事，但我卻變得很有自信；變得大鳴大放且自以為是。每個人開始注意到我，但我卻不以為然。家人只覺得：「這就只是青春期在作祟，對吧？」

當時我的狀態真的前所未有地良好。

18 歲畢業後，我決定上大學了。那段時間是我真正開始失控的時候。我開始出現狂躁症狀。我幾乎無法入眠，並且永無止盡地沉浸在派對的狂歡之中。我對這樣的自己既疑惑又難以置信。而我身邊的每個人也只覺得：「她就只是在享受大學生活的美好罷了！」

我毫無預警地崩潰了。我躲在自己的房裡，深怕碰見任何人。我無法解釋為什麼會發生如此極端地變化。沒人能理解為什麼，那我又怎麼能知道？結果我在大一就輟學了，並陷入極度憂鬱的狀態。由於我曾有過狂躁症狀，所以最終（真的費盡千辛萬苦）我被

診斷為第一型雙相情緒障礙症。我們來看看各種不同的雙相情緒障礙症：

雙相情緒障礙症的類型

若你曾有過以下症狀通常會被歸類到第一型雙相情緒障礙症：

- 至少發作過一次的狂躁症並持續超過一週。
- 憂鬱症狀（並非所有人都會有）。

若你曾有過以下症狀便會被歸類到第二型雙相情緒障礙症：

- 一生中至少發作過一次嚴重的憂鬱症。
- 發作過一次輕躁症。

若你曾有以下狀況便會被歸類到循環性情感障礙：

- 超過兩年以上的輕躁症和憂鬱症病史。
- 不符合第一型或第二型診斷標準，但仍對你的生活產生嚴重影響的症狀。

以下兩個名詞也許也發生過在你身上：

· **急速循環型症狀**（Rapid Cycling）。聽起來很奇怪，對吧？不過這可不是在說競速自行車賽（譯註：Cycling 另有自行車比賽之譯。）的狀態。如果你被告知有急速循環型的症狀，這表示你的情緒狀態處於快速交替變化的狀態。一般來說，如果你一年內有四次以上的憂鬱和狂躁症狀交替發作便會被

歸類於此。目前這不能算是一種雙相情緒障礙症，仍需要更多的研究來闡明。

· **混合型症狀**（Mixed episodes）亦稱為「混合型狀態」。這表示你曾有在短時間內發作過狂躁和憂鬱症狀。你可能會同時感受到狂躁與憂鬱同時來襲。這會讓你幾乎無法管理和控制自己的情緒。

在確診之前的日子

我的生活落入一種從欣喜若狂到一蹶不振交替的情緒循環之中。我覺得自己好像完全被它們束縛住了。作為一個幼保系的學生，我卻對講師怒不可言且針鋒相對（這是一種狂躁症或輕躁症狀）。最後失控暴怒的我便在畢業前兩個月休學了。但幸運的是，在休學當天我找到一個幼保相關的長期實習。

然後，我又再次陷入憂鬱狀態，我開始服用抗憂鬱劑。這並沒有讓我穩定下來，只讓我覺得自己人不像人，鬼不像鬼。我停藥了，並且說服自己一切都會恢復正常的。

即便是抗憂鬱劑，有時候也會導致狂躁或輕躁的副作用。因此，建議最好還是去就醫，找出問題的根源。在醫生的指示下停藥可以幫助你檢視狂躁或輕躁症狀是否仍持續發作。藉此也許就能釐清是否罹患雙相情緒障礙症。抗憂鬱劑可搭配情緒穩定劑等其他藥物來治療雙相情緒障礙症。我將在下一章詳細介紹不同類型的藥物。

我有過兩段感情，最後都是因為無法接受我月復一月地反差變化而結束。他們從來認不清眼前的我是哪一種狀態。

這兩段感情的結束讓我深信這樣支離破碎的自己是一個有缺陷、永遠得不到幸福的人。直到我遇到了吉米（Jimi）。我們一拍即合，他一直以來都帶給我一種穩定的力量。對於我偶爾發作的瘋狂舉動，他從不過度反應。我們同居後，我開始在地方議會擔任兒童服務的家訪社工。我對這項工作充滿熱情，並試著為人們的生活帶來正面的影響。

人們會覺得我看起來既開心又充實，但內在的我其實依然痛苦掙扎。醫生並不了解我的身體病痛的原因，也無法治療我反覆憂鬱和疲累的症狀。我的家人和朋友們總對我說：「**為何妳看起來總是那麼累呢？妳才 25 歲啊！？**」

> 有證據顯示雙相情緒障礙症等心理疾病會影響我們的身體健康。通常在雙相情緒障礙症的狀態下，我們會變得精疲力竭，或者疲憊不堪。然後我們就會出現生理上的不適。原因在於我們沒有好好照顧自己，若不是因為太憂鬱而無法正常吃飯和睡覺，便是因為狂躁或輕躁發作，覺得不需要吃飯或睡覺。顯然，飲食和睡眠真的非常重要，因為這都有助於維持我們的健康和身體的修復。由此可見精神疾病會損害免疫系統，使我們深受病痛所苦。

有聲音

除了上述的狀態，我腦袋裡更出現大到令人不堪其擾的聲音，而這就是一種心理疾病的徵兆。然而，這其實也是另一種我未知的

雙相情緒障礙症狀。我知道事情不對勁了，可當時我卻試圖否認。當我感覺憂鬱時，我會躺在床上乞求那些聲音放過我。然而這些聲音有時候促使我變得更衝動、更不冷靜。這些聲音也讓我充滿自信並使我的腎上腺素激升。它們成為我生活中重要的一部分，當它們消失時我甚至會很想念它們。

這種伴隨強烈且過度活躍的行為，隨後使我產生前所未有的低落鬱悶。我不得不離開喜歡的工作，開始有了輕生的念頭。我的生活彷彿又回到了原點，回到那個恐慌的 14 歲女孩。我和自己的內在對峙了十多年，但我已筋疲力盡。這一切沒有解方，也沒有希望。

那麼雙相情緒障礙症從哪來的？

沒有人真正知道雙相情緒障礙症的病因為何，這是由幾種不同的因素併發所致的。研究人員認為致病原因包括生理因素、環境因素和社會因素。我們這些患有雙相情緒障礙症的人可以試著回想過去，試著找出生活中一種或多種可能致病的因素。

兒時的創傷

有些醫學專家認為兒時創傷可能導致長大後罹患雙相情緒障礙症，其中包括：

- 身體虐待
- 性虐待
- 情緒虐待
- 疏忽
- 親人過世的創傷

・創傷事件

　而情緒傷害（Emotional distress）會對孩子產生重大的影響。其影響可能會持續到成年以後。有專家認為，這可能發展成雙相情緒障礙症。也有研究顯示，兒時創傷會影響我們處理情緒的方式。如果你小時候有過痛苦的經歷，調整或穩定自己的情緒也許對你來說並不容易。

生活壓力

　每個人面對壓力就撐過就好，但有些人會回想並指出在這些生活壓力中讓他們觸發雙相情緒障礙症的起點：可能是喪親之痛、一場事故、一段關係的結束，或者生活在貧困之中。然而，為什麼有些人會因為壓力而罹患雙相情緒障礙症，而有些人卻不會？嗯，這可能得歸咎於大腦化學作用或基因遺傳引發的致病誘因。

大腦化學作用

　神經傳導物質基本上就像大腦中的郵差，可以在周圍發送化學物質。但大腦是一種深奧難解且錯綜複雜的器官，沒有人真的明白這些神經傳導物質是怎麼作用的。有個論點指出雙相情緒障礙症是因為他們的神經傳導物質失能所致。基於此因，醫生便會拿精神科藥物來治療雙相情感障礙症，並且大多數患者也因此而有明顯的改善。然而，這些失能的神經傳導物質究竟是致病原因，還是只是此病的另一種症狀？神經科學者仍在持續釐清我們的大腦的運作機制，所以希望在不久的將來我們會有一個更明確的答案！

基因遺傳

如果你患有雙相情緒障礙症，你的家人也很可能有共同的病史。有一種說法是這種疾病會存在於家族之中。他們可能不會被診斷出來，但其他家人也許已經注意到他們有過一些症狀。例如，家父認為他的生母患有雙相情緒障礙症。我從未見過她，因為家父是被收養的，而當初他被送進育幼院正是因為他母親一些疑似發病的「所作所為」。在 1950 年代，人們不太可能被診斷出患有心理疾病。當時在對於心理疾病的認識和意識都仍不足的情況下，她很可能就有狀況了。雖然家族中經常會有共同的病史，但目前沒有證據證明特定基因會被遺傳的可行性。不過，許多這些家族流傳的一些往事（軼事證據 anecdotal evidence）卻可視為與此病相關的線索。

對我來說，這已足以說服我的病因來自大腦化學作用和基因遺傳的連鎖反應。我沒有兒時創傷，儘管我在小時候曾有過一些生活壓力，但我不覺得這有嚴重到足以發病的程度。我相信所有人都有各自不同的狀況、各自不同的故事，而這些皆足以成為自己罹患心理疾病的原因。

怎麼確診出雙相情緒障礙症？

你家附近的診所或家庭醫生無法幫你進行診斷。他們也許會暗示你有這些症狀，但卻無法做出正式的診斷或幫妳進行治療。因此，你必須去看心理醫生（譯註：Psychiatrist，心理醫生。能使用藥物來為病人治療）。他們專門診斷和治療心理疾病患者，在這方面擁有豐富的知識和經驗，而家庭醫生並不具備這樣的能力。

要和心理醫生預約，你必須先透過另一位醫師、心理諮商師（譯

註：Psychologist，心理諮商師。主要使用談話療法（Talk Therapy）跟病人用聊天的方式來理解他們的思緒，再想出辦法幫助他們）、社工或心理學者的轉介才行。

評估

在你被診斷之前，必須先經過心理評估，在進行評估前你可能會先拿到一份「回家作業」，例如：

- 每天寫下心情日記或填寫心情追蹤記錄表（Mood Tracker）。醫生可以藉此了解你目前正在經歷的激烈情緒波動。
- 製作自己的發病時間表（以年為單位）。這會讓醫生整體地掌握你發生過幾次狂躁、輕躁或憂鬱症期。
- 想好你想要說或解釋的內容，並將其記錄下來。到時帶著這份記錄一起去接受評估。

在評估的過程中，心理醫生可能會透過你的日記和發病時間表與你談談，藉以在你的情緒及生活的影響上有更全面的理解。他們也許會問一些奇怪或私密的問題，例如你的用藥劑量或飲酒頻率，甚至是你的性生活，以及所有容易受到雙相情緒障礙症影響的層面。

為了讓心理醫生更深入地了解你的行為舉止，最好帶一位親近的家人或朋友與你一起進行評估。找一個你信任且很了解你的人。以我為例，我當初是帶著媽媽一起去接受評估的。由於我從 14 歲起

就出現雙相情緒障礙症的跡象，因此她最能描述我所有出現過的症狀。這個陪同者不需要了解什麼是雙相情緒障礙症，他們只需要提供證據證明你何時會感到極度憂鬱，或者他們有注意到你的行為異常或不穩定。心理醫生可能會問他們關於你的問題，如果他們當著你的面開始談論你時，請不要覺得被冒犯了！

　　根據他們的說法和心理醫生的診察，他們可能會在評估時對你進行診斷，或者在幾天後寫信或致電給你。這種約診可能會持續很久一段時間（我的約診就持續了兩個小時之久），這讓你筋疲力盡。可以的話請務必避開上班或上學的時間。在經歷完如此緊繃的過程之後，我認為你應該好好犒賞你自己！

如何讓醫生明白我可能罹患雙相情緒障礙症？

持續記錄心情

　　這是我希望當初在看醫生之前就做到的事情，天曉得這有多麼地重要！如果有一本持續寫了幾個月的心情日記會讓他們知道你有多麼煎熬，以及你高低起伏的情緒變化，否則要去解釋你的情緒對生活有多大影響是很難的，而心情日記可以明確地讓他們明白。你也許在想：兩三個月才能就診也太久了，但請相信我，比起某些病痛可能得花三年才能獲得一個確切的診斷，這三個月真的不算什麼。這樣的記錄內容不需要太長，你可以用條列式描述你那天的心情。條列式書寫也會使醫生更容易閱讀。

建議延長看診的時間

　　大多數醫生都願意讓患者增加看診的時間。這是為了造福那些受到不同醫療問題侵擾的患者。通常一次約診只有 10 分鐘，你很難

在這麼短的時間描述精神上的不適和掙扎，你也許會因為時間太短而忘記你想要說的。但是，完整且清楚地呈述你的狀況卻是診斷的關鍵之一。

寫下你想要說的

精神不適可能會使我們健忘和焦慮，這會阻礙我們對事件的描述能力。如此一來，便無法讓醫生知道你的雙相情緒障礙症狀；不幸的是，他們只能依你們說的每一句話作為診斷的依據。請在約診前寫下你想要讓醫生知道的任何事情。這會讓你對自己的狀況更加清晰，也有助於列出那些關鍵的部分。把寫好的內容帶去看診，以防你記不得想要說的。如果你處於極度焦慮或心煩意亂的狀態，而無法把狀況講得明確清楚，請將你的筆記遞給醫生，讓他們自己看。

請攜伴前往就診

在就診時，若身邊有你的伴侶、家人、朋友，會讓你放鬆不少。請帶一位真正了解你的陪同者前往就診，他不只能支持你，也能證實你的症狀。如果陪同你的人證實了你的極端情緒和異常行為，那麼醫生便會更重視你所擔憂的問題。他們的看法也許能提供醫生一些你自己無法提供的情報，例如你的情緒會對周圍的人造成什麼樣的影響。

保持堅定的態度

這並不簡單，但我的感覺是至關重要的。你必須要說清楚自己的感覺，以及症狀所帶給你的痛苦有多少。通常那些雙相情緒障礙症患者在被診斷之前會被誤診為憂鬱症或焦慮症。在短短的約診時

間中，醫生也許會評估你為憂鬱症。因為這是最通用也最常見的解答。如果你覺得事情沒有那麼簡單，而且你仍受輕躁、狂躁等其他心理問題之苦的話，你必須向醫生全盤托出。不過，保持堅定的態度並不表示你非得要去反抗或反駁醫生，而是自信且清晰地表達你的觀點。

一位良醫會花時間跟你一起討論你的病史，這可能就會讓雙相情緒障礙症相關的初期徵兆慢慢浮現出來。

第 2 章

我確診了，然後呢？

　　儘管我的診斷並沒有解決所有問題，但這告訴我：我不是一個有缺陷的人，我是生病了。要接受自己罹患雙相情緒障礙症其實是一段艱難且不知所措的過程。你會因此感到情緒激動，甚至非常地脆弱。在此期間請你和支持自己的人在一起，同時建議你不要向最親近的人隱瞞你患病的事實。也許說出來可能會驚動他人，但他們也很可能想陪伴在你身邊。

　　令人百感交集的時刻終於到來：2012 年 12 月 13 日早上 10 點是我人生的轉捩點。終於，我被診斷出罹患第一型雙相情緒障礙症。長期以來，我一直在展望公園醫院（Prospect Park Hospital）與我的心理醫生定期進行約 2 小時的心理評估，藉以剖視我的過去。從我十幾歲第一次發現我有憂鬱症狀時起就被要求帶上一本關於昔日事件的日記，試著尋找這些情緒的足跡。從 2000 年到現在所留下的線索幫助我得以掌握自己憂鬱與狂躁交替的規律性。這是我人生非常重要的一刻，有趣的是，這一刻竟發生在國民保健署（National

Health Service, NHS）裡，一間單調、毫無生氣的普通辦公室。環顧四周，這裡真的沒什麼特別的，只是一間供員工使用的房間罷了。

在這次約診中最令人驚訝的是我很確定地被診斷，毫無模糊地帶。在對自己多年以來那些難以捉摸的行為和痛苦的憂鬱發作感到挫敗不已之後，我早已開始接受這就是「我」。儘管深陷極端情緒的惡性循環會崩毀我的人生志向和人際關係，而我還是得不斷地重塑自己並重新來過。漸漸地，我便開始相信我是一個無可救藥的廢人，也不再期待找到那些逐日脫序、離奇行為的答案。

我看過了好幾個醫生的約診，也聽了他們自己的理論和治療方法。我接受過兩次認知行為療法；吃了抗憂鬱劑、西酞普蘭（citalopram）和氟西汀（fluoxetine）。無數次的驗血告訴我所有的問題都歸咎於生理功能問題，最後的結果都是陰性或查無異常。醫生通常會因為我的能量水平急劇下降而說我罹患慢性疲勞症候群（chronic fatigue syndrome）。還有一些醫生認為只要稍加改變就可以解決一切，或者建議我可以試著讓自己的生活穩定平衡。如果事情有那麼簡單的話，那還用醫生說嗎？

「你有試過排除飲食嗎？（譯註：排除飲食，exclusion diet，可用來找出容易產生過敏反應的食物。排除飲食通常是避免攝取懷疑有問題的食物，時長兩週到兩個月不等，並確認在這段時間，症狀是否減緩。）」

「你的運動量夠嗎？」

「睡前洗個澡、喝杯熱飲、看本好書就能帶你上天堂。」

早就試過了！就是沒用才去看醫生啊！

別自以為是地給出這些只會造成反效果的建議，你們根本不懂我們究竟受過多少煎熬了。這些年來，每一次的約診總是得回答那些反覆出現的問題，最後卻只獲得千篇一律的建議。當他們露出眉頭深皺和困惑的表情時只會讓我更迷惑不安，如出一轍的結果總是令我情緒崩潰。所以，你可以想像當我聽到一個非常確切的診斷時，有多驚喜交集嗎？

確診後，我聲淚俱下。解脫、恐懼和憤怒同時縈繞著我——我解脫了，總算可以往前走下一步；總算不必陷於候診的漫長等待之中，事情可以告一段落；總算有人不僅願意傾聽我，而且給了我一些情感上的支持，願意同理我的千頭萬緒，以及這一路以來的命途多舛。

但同時，我也對未來感到恐懼。我知道沒有立即見效的解方，這會是我必須與其共存一輩子的課題。我擔心這對我與我的伴侶、家人和朋友之間的關係究竟有多大的影響。最後，那位心理醫生說：「患者平均要花上 10 年的時間才可能被診斷出雙相情緒障礙症。」這使我憤慨不已：當我走出醫院時想到過去的 12 年裡，只要一位醫生願意主動多問我幾個問題，例如我是否曾經有過極端不同的情緒表現？或是我在過程中有沒有什麼異常的行為舉止？這只需要花他們 5 分鐘的時間就夠了吧。

我憤慨的是，這一切直到 27 歲才塵埃落定，整整 13 年的痛苦煎熬才終於被確診。浪費了這麼多年，讓我在如此驚悚的憂鬱之中滯步不前。我曾無數次地因為狂躁發作而失控地想要了斷自己的生命，更遑論我因此失業、破產，負債累累。這些年來誤診我的所有醫生給我「踹共」！總得有人為我錯過的那些美好青春負起全責吧。但是，事實上沒有誰能夠負起全責，這就是許多雙相情緒障礙症患

者的悲哀。我不得不看開一點。為了我自己的心理狀態、我的健康，我必須看開一點。

當怒氣消退時，我意識到這個新取得的徽章可以使我獲得多強大的失控技能時，這讓我的伴侶、家人和朋友對我有時脫序的行為有了合理的解釋。他們沒有被這個徽章的能力給嚇跑了，而是願意傾聽並想深入了解這種疾病。我擔心這樣的確診會嚇到我的家人和朋友。但事實並不然。這讓我充滿信心，願意將我病情告訴愈來愈多的人。當被問及為什麼我不工作或為什麼生病時，我總是能夠侃侃而談。

擁有這個徽章是一種解脫。我不需要再承受病無從醫治之苦。我終於能證明當我輕生時並非只是尋求關注。神奇的是我不再糾結於當下的感受。我找到了病因，現在只要學習如何對付這種疾病並找到一些緩解方法就夠了。

每個人面對的方式都不同，起初被確診的瞬間感覺幾乎如同喪親之痛一般衝擊，彷彿千斤重擔壓在你肩上，與你永不分離。生活上遭逢如此劇變會令人難以估計其隨之而來的影響。請照顧好自己，並空出時間了解這種疾病。請記住，你得為自己挖掘出對自己有益的金玉良言。盡可能多向你的心理醫生詢問雙相情緒障礙症的任何問題，並藉由這些知識來決定最適合你的治療方式。一位優秀的心理醫生會和你一起討論所有可行的治療與其利弊。

他們的醫療雖專業，但只有你能決定要接受哪一種治療。

最後，我找到適合我的藥物組合，總算感受到身心穩定的美好。

治療藥物

首先聲明，我不是專業的醫療人員。以下為有益治療雙相情緒障礙症的藥物列表。這份列表我已請專業的醫療人員檢視過了，但請記得，本書所提及的所有資訊皆無法取代專業的醫療建議和協助。

鋰齊寧膠囊（Lithium）

鋰齊寧膠囊通常會作為長期治療用藥，藉以減少狂躁、憂鬱和輕生傾向的症狀。這是作用很強的藥物，所以你需要定期接受抽血檢查和定期回診（有點像汽車的定期車檢或保養）。如果使用的劑量有什麼差錯，便可能會對你的健康有所影響，因此定期檢查與回診是非常重要的。

抗精神病藥物（Antipsychotics）

如果你出現過心理疾病症狀，例如聽到或看到不存在的東西（幻覺）或出現某個瘋狂的想法（妄想）才能開這種藥物當處方。這可能會用於嚴重的狂躁症或憂鬱症發作期間。但是，如果你在沒有心理疾病的情況下被處方這種藥物，請不要驚慌失措，因為此藥有止痛的功效，因此可能是用於搭配緩解其他藥物可能帶來的副作用。國家健康與照顧卓越研究院（The National Institute for Health and Care Excellence, NICE）制定了雙相情緒障礙症的治療指引並建議服用之藥物：

· 理思必妥（Risperidone）
· 奧氮平（Olanzapine）
· 喹硫平（Quetiapine）

· 氟哌啶醇（Haloperidol）

如果你服用了一種抗精神病藥，但效果不佳，那你還是有其他選擇。醫生可能還會再開給你鋰齊寧膠囊和抗精神病藥。如果有開鋰齊寧膠囊給你的話，那就需要與定期回診了。

抗癲癇藥物（Anticonvulsants）

別讓這個藥名給騙了。抗癲癇藥物可以幫助雙相情緒障礙症患者穩定情緒。當萬一鋰齊寧膠囊無效時，這也許就派得上用場。然而，某些藥物可能會對孕婦產生影響，便需要服用替代性的藥物。國家健康與照顧卓越研究院同樣推薦以下三種抗癲癇藥物作為雙相情緒障礙症的用藥：
· 樂命達錠（Lamotrigine）
· 癲通錠（Carbamazepine）
· 丙戊酸（Valproate）

抗憂鬱劑（Antidepressants）

正如同我在上一章所提到的，抗憂鬱劑本身可能會引發輕躁或狂躁症狀。然而，在某些狀況下，你可能會拿到抗憂鬱劑。對於雙相情緒障礙症而言，它通常會是一種選擇性血清素再吸收抑制劑（selective serotonin re-uptake inhibitor, SSRI，選擇性血清素再吸收抑制劑是一種通常用於治療情緒問題的藥物，透過改變大腦中化學物質的平衡而作用）。它會和上述列表中的另一種藥物一起開給你吃。

請務必遵循醫生的指示與處方劑量（切勿突然停藥！）

藥物戒斷症狀（譯註：藥物戒斷症狀意指因突然停藥或未依指示服藥所出現之身心不適的症狀。）很賤，總能讓你苦不堪言。因為我是金魚腦（這對雙相情緒障礙症患者是很常見的現象，我之後會再談到），時常忘記吃藥，所以有時會跳過一天沒吃藥。如此便會藥效不彰，以致我經常感到身體不適並且筋疲力盡。那麼該怎麼提醒自己準時服藥呢？

- 將你的手機設定好鬧鐘並確認每次都是相同的服藥時間。
- 在你的手機裡下載每日服藥提醒的應用程式。
- 購買多格藥盒來分配好每天用藥的劑量。這有助於你忘記當天是否已經吃過藥了！
- 和你的醫生討論出最佳的服用時間；可以的話在早上或晚上一次吃完該吃的藥會更好。但是，請先諮詢你的醫生，因為某些藥物會使妳感到昏昏欲睡或提神。

酒精 = 壞事

你肯定看過藥物上貼的用藥提醒：「**勿於服藥時搭配酒精飲品**」。

嗯！它說的是真的！我認為很多人都讀過這些警示，但卻覺得「我是不可能不喝酒的！」我們以為這不會發生在自己身上，一切都會好好的。那些警示只不過是在嚇唬人而已，但對雙相情緒障礙症患者而言，這毫無疑問地是一個糟透的壞主意。相信我，我已經

被折磨過了。

簡言之，酒精會「抵銷」藥效。在我跟心理醫生提及我一週內喝了多少杯之後，他告訴我：「藥都白吃了。」

酒精是一種鎮靜劑，所以在一個週末喝得酩酊大醉飲酒之後，我的情緒常常會感到無比地低落。我會心悸，沒有動力，感到絕望和孤獨。這有時會持續好幾週，而且通常會引發憂鬱、輕躁或狂躁症狀。酒精教會我一件事：那些放縱暢飲的美好時光根本不值一提。

治療方式

雙相情緒障礙症的治療方式有很多種。例如談話療法（Talking therapies）就是經常當患者處於負面思考的狀態時被用於憂鬱事件的諮商上。然而當你處於狂躁和輕躁狀態時，你可能不會想接受治療。因為通常你會感覺興奮且一切安好，所以你根本不會把治療放在眼裡！你也許會被開藥，然後搭配之後的諮商治療。不是每個人都適用所有治療方式。舉例來說，我並沒有繼續接受認知行為療法（Cognitive Behavioral Therapy），但這不表示每個人都不適合，也許對你是有用的。

小組或一對一治療法

醫生可能會建議你加入小組治療的成員之一，或者與心理學家或諮商師進行一對一治療。這可能取決於當地政府或醫院的預算、個人治療的等待時間，以及你和心理醫生最後選用什麼治療方式。小組治療另有一個好處：你可以認識其他患有相同疾病的病友。如果你才剛被確診，這有助你減少一點孤獨和孤立感。分享彼此的故

事、應對的技巧和相關的建議與治療都是相當有幫助的。但是，如果你發現小組治療會讓你壓力很大，或是認為自己在一對一治療模式中可以更專注，又或者有一些你想談論的話題不方便讓其他小組成員知悉。那麼一對一治療可能是更好的選擇。

認知行為療法

認知行為療法（Cognitive behavioural therapy, CBT）是一種談話療法。其著重於想法和感受對於行為的影響。這主要針對於負面思考的模式，以及你改變思考的過程，最後從這些模式中找出解方。

人際取向心理治療

人際取向心理治療（interpersonal therapy）不像認知行為療法一樣著重在思考模式上，而是關注我們的人際關係如何影響我們的感受和行為，以及雙相情緒障礙症會如何對我們的人際關係產生負面影響。

強化預防復發方案／個人或團體心理教育

在訓練有素的諮商師的帶領下，這種治療有助你學習預防復發的應對策略，並教導我們什麼是有益病情的；什麼會成為發病誘因。在小組或一對一的治療中，這種療法可以幫助我們建立對於雙相情緒障礙症的知識以及應對的方法。

行為取向的伴侶療法（Behavioural couples therapy）

由於雙相情緒障礙症會影響我們的感情關係，因此進行伴侶治療可能會有所幫助。它有助解決因患者行為而出現的問題，並讓我

們的伴侶能更了解雙相情緒障礙症。

家庭聚焦療法（Family-focused therapy）

就像伴侶療法一樣，你將與家人們一同建立良好的溝通，並一起了解不同的行為背後的意涵。

在危機之中的處理方式？

危機是指憂鬱、輕躁或狂躁症發作讓你感到極度不適的時候。你可能會有輕生的念頭，想了一些自殘的方式，甚至已經實際做過了。原因可能是你一直無法從狂躁症中「冷靜下來」，或者憂鬱症狀已經持續很長的時間，即使經過治療也沒有改善。這表示你迫切需要幫助，在危機期間你可以採取以下幾種方法：

- 去鄰近醫院的急診室就診。
- 尋求當地的居家援助資源，例如危機處置與家庭照護小組。
- 向你的心理醫生請求住院治療。

若你認為上述三點都無法幫助你，請參閱書末的諮詢專線。

住院治療

有時為了確保我們的安全，住院是最好的選擇。如果我們因為自殘或輕生念頭而處於傷害自己的高風險中，並且無法讓我們在家裡進行安全和適當的治療，我們可能就需要住院。假如目前的治療

沒效，那麼我們便更需要密切地被監護。萬一狂躁或輕躁狂症狀使我們處於危險之中，或者我們甚至做出傷害自己或他人的行為，那麼再次接受住院治療可能才是明智之舉。

你必須為自己跨出一大步去接受自己需要住院治療的現實。這的確會令人感到前途堪慮，你也會對這種未知的經歷感到害怕和焦慮。然而住院治療有其優點和缺點，在你決定之前與你信任的人談談肯定不是壞事。

優點

- 醫院會將提供各種不同的療法和藥物。
- 這能讓你暫時擺脫日常生活的煎熬。遠離生活、工作和家庭中的壓力，也許有益幫助你「重新開機」。
- 專業醫療人員能提供協助，這是你在家裡無法獲得的幫助。
- 當我們真的很不舒服時是難以維持日常生活的。住院能夠幫助安排你的每一天。
- 住院能夠避免因居家養病而出現的孤立感。

缺點

- 太多規定的行程可能會讓你無法隨心所欲。
- 你也許會感到無聊，或對院方安排的活動興趣缺缺。
- 家人和朋友必須遵守規定的探病時間，而你也無法隨意離院。
- 某些醫院可能不會給你單人病房，這也許會讓你不自在。
- 根據《心理健康法》（Mental Health Act, 1983 年），你可能被關押在醫院，這也被稱為緊急治療（sectioned）。這表示

醫院可以未經你的同意進行治療。如果你在身體不適時嘗試離開醫院，可能就會發生這種情況。

- 醫院偶有床位短缺的問題（但在英國尤為常見），因此你可能得住在離家很遠的醫院。

對我來說住院不是明智之舉。當我有嚴重憂鬱的症狀時，我跟家人、伴侶和心理醫生提到住院這件事。儘管我想輕生，而且幾個月以來我的憂鬱症仍然揮之不去，但老實說我真的不想住院。不過，我覺得我真的需要擺脫這種狀態。每一天過得如此煎熬真的對我和我的伴侶、家人造成極大的負擔。此外，我是一個孤行己見的人，討厭別人指使我，好比我小時候參加童軍團時的體驗：「為什麼每個人都在管東管西的呢？這跟學校有什麼兩樣！」

我受不了被周圍人指使以及那些規定好的行程。只要有人敢對我頤指氣使，我保證會向他揭竿起義。我絕不會再回去住院，甚至踏都不想踏進那裡一步。我知道在醫院裡會提供患者完善的每日行程，醫生也建議我接受這樣的安排，但我的個性絕對會與醫院的安排相互牴觸，我最後還是會討厭住院的。住院治療並不適合所有人，但對我以外的人來說也許非常有益。

每個人都有不同的狀況，我們只能在煎熬中尋找適合自己的治療的方式。保持安全是我們一致認同的原則。如果你或你的親人覺得居家養病並不安全，住院可以保證你的安全，那麼住院可能是最好的選擇。

歲月靜好

吉米（Jimi）和我於 2015 年共結連理。他富有同情心、愛心，並且最支持我了。我真的很幸運能找到一個從容面對我的疾病的人，並且能夠不在意這些事真心誠意地對待我。在他的支持下，我才得以接受我的確診。

我開始寫部落格（名為：**跌跌撞撞的心**，*Stumbling Mind*），試著藉此說出我罹患心理疾病的過程以及關於雙相情緒障礙症的事情。這對我產生相當良好的療效，讓我願意投入到我喜歡的自由撰稿人的工作中。我不再害怕向外人敞開心胸，我也從家人、朋友，甚至陌生人那邊獲得許多支持。

儘管目前我只能偶爾接案工作，寫作仍帶給我一種前所未有的使命感。我知道就算必須調整自己的生活，但還是能過好我的日子。雙向情緒障礙症再也無法牽制我，我可以走出確診的陰影。

雙相情緒障礙症是一種終生疾病，但透過適當地治療便能控制。我還是會有狂躁和憂鬱的情形，但我會持續學習應對這些症狀。我不再感到害怕或孤獨，而是對未來感到踏實且正面看待。

第 3 章

狂躁症與輕躁症：活在光速之中

「不好意思，你怎麼可能會得雙相情緒障礙症啊，你看起來很沒事好嗎！」

一位朋友的朋友聽到我的事情時驚呼著，而我便開始跟這位只認識差不多一小時的人聊天。她想要表達的應該是我人太好了，根本看不出有狂躁症。

「嗯，我倒不至於會突然揍你一拳，也不會在大街上橫衝直撞。你是不是以為我會這樣？」

我已經能坦然面對雙相情緒障礙症的生活以及上述諸如此類的聊天對話了，我整理好自己的狀態並且準備就緒。

我很難理解雙相情緒障礙症的狂躁症狀會讓你成為一個壞人的說法。事實上，狂躁症讓我更討人喜歡——善於融入交際，喜歡社交的生活。我想和每個人閒談，他們也想和我聊聊。狂躁症不會使我成為過街老鼠，人人喊打。確實，狂躁症也會讓我變得易怒，毫不客氣地傷害我深愛的人。但這不會讓我成為一個討厭鬼，我總是說，我的病不能成為我「所作所為」的藉口，而是需要更多的解釋。

我對此感到道歉，但不會把錯歸咎於疾病。

我通常將狂躁症描述成一個故障的電燈開關。你把它打開，那是一盞明亮的燈，一個沒有燈罩、光禿禿地燈泡。當直視它時，就會讓你周圍的人耀眼到瞇起雙眼。它閃爍炫目，盯著看會很不舒服。你想要關掉它卻做不到。燈會一直亮著，直到你找到修好它的方法。

我真的覺得我的一舉一動如同光速一樣快，就好像一道閃電劃過我的視線。這種感覺以極速飆馳而過，而且彷彿沒有盡頭。我會覺得自己好像在進行一場不會感到疲倦的比賽。要做的事情太多、要體驗的東西太多了。我的腦海不斷被一個又一個不同的想法所淹沒。這些耀眼的閃電在我腦中感覺如此真實，彷彿觸手可及。狂躁症發作時可能會讓我有以下狀況：

- 魯莽且危險的駕駛
- 沒有自知之明的衝動消費
- 對所有人事物失去理智且易怒
- 深信自己可以控制一切，沒什麼是我做不到的
- 偏執的想法一直在我耳邊不停徘徊
- 聽見一些能增強自信的聲音

那麼狂躁症的真面目是？

我們先從兩大類型開始談：狂躁症和輕躁症。

輕躁症始於語速加快，你說話速度快到人們難以跟上你說的內容。你會覺得自己不需要像平時那樣充足睡眠或飲食。你腦中的思考變得失控且無法停止。儘管輕躁症不會比完全發病的狂躁症還要嚴重，但同樣可能會帶來傷害，或自殘的狀況。

狂躁症可能讓你的判斷力有所受損，進而開始衝動行事。狂躁症最危險的特徵是讓你完全失控並將自己置於危險之中，以及產生妄想（相信關於自己或他人的瘋狂想法）或幻覺（看到、聽到、感覺到不存在的事物）。

在所謂的混合性發作期間，狂躁症和輕躁狂症可能伴隨憂鬱症的症狀。

患有第一型雙相情緒障礙症的人更容易罹患狂躁症，而第二型雙相情緒障礙症的人大多會出現輕躁症。

要記住最重要的事情是，狂躁症和輕躁症**不僅只是讓你心情快樂**而已。狂躁症既棘手又難以捉摸。它會在你不知不覺中蔓延全身。前一分鐘讓你感覺事事效力十足和快樂，幾週後你才驚覺自己全面地深陷於狂躁症之苦。與雙相情緒障礙症共存的你，是很容易在日常生活中忽視你的情緒變化。

如果不解決和治療，輕躁症很容易更加惡化，你會發現自己陷入狂躁的煎熬之中。狂躁症並不總能讓你感覺良好，你不會一直都是欣喜若狂或成為最出風頭的人。它可能也像重度憂鬱症一般讓你陷入想自我了結的生命危險中。這就像是一種更明顯且更狂放的輕躁症，因而讓你的感官無法負荷。

我心情好？還是輕躁症發作？

至今為止我一直無法分辨自己到底是心情好還是輕症的輕躁發作。

當家人和朋友以為我很開心，心情愉快時，我早就陷入輕躁症的狀態中了。他們不了解當我「停不下來」（如同我之前提及的開關故障的燈）時就真的危險了。因為永不間斷的能量使我腳不停歇地做更多的事情。我睡不著也沒胃口，因為我的思緒十分地活躍；它需要用實際行動和令人興奮的事情來填飽它。

輕躁症雖沒有狂躁症那麼嚴重，但你的自信依然會無限增大，你總是不斷地渴望開始實踐你夢寐以求的新計畫。良好的心情和輕躁症從外人看來根本如出一轍，即便是患者本身也無法分辨。

這可能會令人惱火且不快，例如當你想睡覺時，時間已來到凌晨 3 點了，但你的身體一直處於睡也不是，不睡也不是的狀態，你似乎永遠都不會感到自在。由於我腦裡的壓力愈來愈大，使我憤怒地尖叫著，而「感覺良好」之類的情緒仍不足以成為紓解我壓力的減壓閥。

狂躁之旅

每當我想要向一個陌生人解釋什麼是狂躁症時，我通常會提及我的日本之旅。這趟旅行可以幫助我在本章中更為詳細地解釋狂躁症的許多層面。

我衝動地訂了單人機票和昂貴的飯店就整裝出發了。我在日本新宿的夜晚中獨身閒晃著。新宿夜裡的燈火闌珊讓整座城市顯得明亮且繽紛，四面八方的景色與圖像搔弄著我的感官。人們在地鐵、商場和高樓大廈的入口處熙熙攘攘，蜂擁而至。這一切都是我那狂躁症的隆重鉅獻。我不停地感受這城市正在散發的能量，並且沉溺其中。在那裡獨自漫遊，來回尋找有趣的酒吧，跟一些有趣的人們

喝酒談天直到黎明到來。我從未考慮過徹夜與素昧平生的陌生人來往會有什麼後果。果不其然，信用卡帳單告訴我所有發生的一切：昂貴的飯店、旅程、徹夜狂歡和給親朋好友的伴手禮。

我在日本的時候每天都假裝自己是不同的人。有一天，我扮演一名普通的遊客，跟著計劃好的行程前往京都或富士山及周邊鄉村。隔天，我是一位迷妹，從頭到腳穿著可愛的甜美風裝扮，前往吉卜力博物館，裡面裝滿了動畫工作室的禮物。晚上我便會尋找有趣的地方過夜，最後在卡拉 OK 酒吧唱出我的心聲畫下句點。我總是能找到聊得來的人，狂躁發作讓我有別以往地輕鬆與人攀談附會。我甚至會把在酒吧認識的男人帶回房間，即便我當時已經有男友了，而他早就回到英國了。但我知道我就是想這麼做。我的決定糟透了。我的頭腦並沒有正常發揮權衡利害的功能；我的良心上不見任何大寫「NO！」的刺眼警示燈！

某一天的黃昏片刻，我買了一瓶山崎威士忌，坐在房裡伴隨著日落西山將它喝得一滴不剩。當時，我聽到了聲音，我一邊喝酒一邊跟他們說話。它們聲如洪鐘且不斷地侵入我耳裡，但我絲毫不以為意。

「偶然」的好處

狂躁症和輕躁症對於每個人會有不同的表現，然而，我會在這裡談論兩者的共同點。先談好處總是一個好的開始，我想沒有人想先聽到壞處，對吧？

創造力

創造力、效率和靈感、靈感、靈感！狂躁症會在一次發作之中帶給了我靈光乍現的時刻。創造力可以有很多種形式來呈現：

- 你也許會有寫一本小說的動力（而且深信一定會大賣）。
- 如果你有藝術天賦，你可能會翻出你的顏料和畫筆。
- 對於創業型的人來說，你可能萌生事業的新點子。

這聽起來簡直太棒了，對吧！在狂躁或輕躁發作期間，我也曾有過一些好點子，使我感覺做起事來前所未有地有效率。

上述三點並非只能擇一發生。在狂躁期間，我同時擁有上述三種狀態。我的腦海中滿盈著過去從未有過的靈感，只是這些靈感絕對不可能一直存在。狂躁症可以給你有別以往的自信和自負。當這種狀態被轉譯為創造力時，你的靈感就會變成一股無法阻擋的力量。然而，要再三強調的是這並不會讓你一夜之間成為創意鬼才。如果真的可以，那當然很棒，但我們不可能人人都是史蒂芬·弗萊（譯註：史蒂芬·弗萊 Stephen Fry。英國演員、喜劇演員、作家和電視主持人）。通常這種創造力只會成為壓垮你的力量。

狂躁症是無所不在的。你的靈感可以將你玩弄於股掌之中，直到無法專注或思考其他事情才肯罷休。你會陷在其中而無法自拔。我日以繼夜地埋首於筆電或筆記本中寫作。這讓我已經連續三個晚上沒有睡覺了，因為我必須擺脫所有這些盤旋於腦中的靈感。我感覺自己就像一個卡通人物，當他們思考的時候，你可以看到他們腦中的文字跑馬燈。創造力也可以被扭曲並演變成一些更不尋常的想法。在我 20 歲出頭的時候，我相信我已經找到穿越時空的方法了。這也許就是一種妄想，而我的妄想就是想讓我處於這樣富有創造性

的領域中。

許多人發現這種創造力的問題是，這種創造性思維會在狂躁結束時也隨之消失。對我來說，這意味著我的生活總是不上不下的。沒有創意的激發，我就難以保持在同等良好的狀態。當你無法獲得這種感覺時是多麼令人沮喪。如果我能把這種創造力和動力裝瓶販售，肯定能貨出去錢進來，大發財。

自信心

無與倫比的自信是輕躁和狂躁症所能帶來的巨大的福音。你的頭腦感覺轉得比其他人更快、更敏銳。周圍的世界感覺都慢了下來，其他人似乎在用蝸牛的速度思考。

想像你與朋友的對話。你們在當地的咖啡館聊天。你覺得整個對話進展得難以置信地緩慢。保持沉默並專心聆聽有如地獄一般煎熬。你有話要說，這些話感覺比你實際說出口的要重要得多。所以，你開口讓話語開始流動。但是想要說的多如牛毛，以至於你的話語變得片段瑣碎，因為你有太多話要說，而且你已經在思考接下來要說的兩三點。你不在乎有沒有人要說話，你的觀點和聲音才是最重要的。

如此獲得的自信心能讓你嘗試新事物、爭取升職或一份工作。你會因此擺脫你的優柔寡斷，肩膀上的狂躁症小天使會要你勇於爭取！你會發現自己挺身於人們面前，而且在工作和個人生活中變得自信滿滿。同樣，與創造力一樣，這可能算是狂躁症的好處。

有一種狀況會是過度自信。尤其是在他們不知道你有狀況的前提下，可能就會覺得你傲慢自大。我說的那位小天使，嗯，他有時會助長你的自信，讓你自我膨脹到覺得自己是這個星球上最聰明、

最迷人、最有才華的人。問題在於大家——我的意思是每個人——似乎都在你之下。你覺得他們是白痴，他們的意見毫不重要，如果他們不同意，那肯定是他們的錯。這會讓親人和同事對你疏遠，老實說，人們只會認為你真的有點可惡。

活力

起先，活力十足是一件美好的事情。一股不知從何而來的能量突然間爆發。感覺好像你獲得永無止境的能量補給。以下是可能發生的狀態：

- 過度鍛鍊
- 接下任何你絕對找不到時間完成的零工
- 決定為家裡的每一面牆上油漆，然後還有力氣熬夜

不知怎麼地你就是停不下來。彷彿汽車開到沒油了還在繼續開一樣。儀表板上的警示燈已經跳出來了，但你卻置之不理。油量此時應該已經低到無法行駛了，就像一輛汽車因為汽油用完而劈啪響了響便停了下來。但不管怎樣，你還是會繼續行駛——你的能量補給似乎是沒有極限的。

當我剛上大學時，我正處於狂躁之中。我想體驗一切事物。第一學期我活力無窮。凌晨 4 點起床，在火車站的咖啡店工作到凌晨 5 點。下班後，我會去上課，然後回到我的房間，瘋狂地寫作。晚上，我會出去聚會，流連酒館、酒吧、夜店。我會在凌晨 2 點或 3 點左右回到宿舍，睡幾個小時然後去上班。幾個月下來都是如此，這就是我的日常。在我十幾、二十多歲的時候都是這個樣子。我們都有過精力充沛的時候，彷彿可以繼續前進，永不停歇。通常這樣

的精力只會持續幾天，然後消失。但是雙相情緒障礙症的不同之處在於它可能會持續發作數週或數月。

年輕患者中，雙相情緒障礙症和注意力不足過動症（attention deficit hyperactivity disorder, ADHD）可能會被混淆，兒童和青少年很可能因此被誤診。雙相情緒障礙症會使你感到異常活躍，話多到說不完，不停地和你遇到的每個人交談。我會談論任何出現在我腦海中的事情，而這會持續好幾個小時。

壞處

現在我們要談談關於狂躁症和輕躁症那些不太討喜的部分了。

是的，它們絕對可以讓你興奮，甚至沒有意識到這是一個麻煩。它們會讓你處於非常危險的處境。最終可能會因此疏遠朋友和家人。你可能會發現自己有財務上的危機。這一切都會很糟糕，正如我已經說過的，狂躁症的好處並沒有多過壞處。狂躁症發作會破壞人際關係並對生活產生長期影響。所以這就是為什麼找出警訊、誘發因素以及與雙相情緒障礙症共存是如此重要的原因，我們將在本章後段深入探討。

冒險與魯莽的舉動

這種症狀可說是最危險的。每個人會因為各自不同的狀況而產生不同的影響。例如：

- 過度飲酒以及服用娛樂性藥物
- 身無分文，沒帶手機，在凌晨 3 點時獨自走回家
- 在車潮中穿越馬路並被撞倒

有一段經歷是我一直無法忘懷的：當我狂躁時，我會成為馬路三寶。我不是故意的，現在只要我狂躁還在發作，就不會開車上路。

我曾有過一份需要長期輪班的工作，而我的思緒則會一直迸出很多想法。我工作的托育中心位於雷丁（譯註：Reading。英國位於伯克郡的一個自治市鎮。）郊區的小鄉鎮裡某條通往鄉間小路的碎石路上。然後，我又開始想擺脫沉悶的日常生活並找一些刺激。我開著車沿著碎石路走，遠離托育中心和乏味的一整天。我整個人變得很衝動，覺得在馬路中間開車是個好主意。妄想開始朝我襲來，我開始相信每個人都會讓路給我，路上的障礙也會神奇地消失。當我開車時，起霧的車窗使眼前視線漆黑一片。

我沒來得及意識到有輛車已經朝我駛來。我認為我不需要轉彎，那輛車就會自己閃開，所以我繼續踩油門。我屏住呼吸，期待接下來會發生什麼。我和那輛車發生了擦撞。當他撞到我的車時，我甚至興奮地尖叫起來。後視鏡被夾斷了。當我繼續往前開時，竟歇斯底里地尖叫和大笑。那一輛車停了下來，當我把車開走時，我可以看到一個人影瘋狂地向我揮手。我笑到不能自已，根本沒在注意看路。

我在一個繁忙地路口停了下來，盯著車流之間的縫隙。我知道這個縫隙根本開不過去。我看到一旁的汽車衝向我，幾乎沒有打算減速。我誤判了這個轉彎便踩了油門。我來不及轉方向盤就撞上了路樁，刺穿了右側的前輪。只是我依然沒有停下來，繼續把車開回

家。在離家五分鐘的某個紅綠燈處，一名司機大哥來敲我的窗戶並大喊：

「你知道你爆胎了嗎？」

我搖下車窗開心地回答：「對呀，我知道！」

他滿頭問號地盯著我瞧：「你這樣要怎麼開回家。」

我對著他笑。我眼前的世界是扭曲的，因為我正在妄想之中。我不明白其中的嚴重性。車子沒了後照鏡，車頭燈也壞了，車體右側有嚴重刮傷，現在輪胎完全沒氣了，但這些對當時的我來說根本沒什麼。所以我很直接地回答：「沒差啦！反正我快到家了！」

當我搖上車窗時，他站在那兒搖著頭。

憤怒和煩躁

狂躁症可以被改變，但這個意思是會變得更糟糕。

憤怒如同一座冰山。實際的狀況可能不如表面所見的那樣，因為大部分冰山都隱藏於水面下。而這正好可以用來比喻憤怒的影響。當我們憤怒時，通常喜怒不形於色。但其實我們可能正處於不安、不堪負荷、壓力重重、感到不尊重、尷尬等等的情緒之中。雙相情緒障礙症患者的狂躁或輕躁的症狀甚至擴大了這座冰山。

一直以來，我的脾氣並不太好。除了最親近的人以外，很少會在他人面前顯露出來。當我在面對狂躁症發作時，控制我的憤怒是主要的課題之一。外人通常以為我是冷靜且友善、頭腦冷靜，性格溫和。當我想解釋自己很難控制對他人憤怒的傾向時，總會得到以下的回應：

「但你看起來不像啊！」

「你看起來應該是個冷靜的人吧！」

「真的很難想像你會做那種事。」

　　狀況通常會從普通的煩躁感開始，任何事情都會惹到你。好吧，當人們度過糟糕的一天時，可能都會有相同的感覺。但我們可能會氣炸了。雙相情緒障礙症患者的煩躁是連綿不絕的，就像你的背很癢，但你抓不到也止不了。而這可能是人們吃飯的咀嚼聲、他們對你的目光、當你走在街上時有人擋到你的路，所有事都能激怒你。當他們惹事時，你便會對他們大發雷霆。當你情緒趨於平穩時，你就會是那個煩人精，並以糟糕的方式惹惱人們，這可能會持續幾天或幾週。或者你可能會把事情搞得更大條。

　　這種憤怒的感覺也許很難向其他人解釋。在雙相情緒障礙症伴隨的所有症狀中，你那逐漸高漲的憤怒（應該說如潮水般地憤怒）很難說清楚，也很難讓其他人理解。

　　每個人都有一閃而過的怒氣。大家應該都有過以下的情形：當我們醒來時覺得心情煩躁、鬱悶，但卻找不到原因，但我們對每個人不耐，並且會因為微不足道的不便或挑釁而生氣。我們會說這只是糟糕的一天，或者只是起床氣。我們會說這樣的人有脾氣火爆、急性子或就是在發牢騷。然而，雙相情緒障礙症的憤怒感是持續且強烈的。感覺就像你陷入了憤怒的無限循環一樣。你會因此而不斷地惹事生非，並且可能會持續幾個小時，這可能讓你日夜煎熬甚至牽連到其他的人。你根本無法擺脫這個問題。你無法冷靜下來。你的心情不會放過你，會一次又一次地重蹈覆轍。

　　如果你真的怒不可遏，那表示事情會變得一發不可收拾。這可能會讓你用力地咆哮。我的話，會用一連串的辱罵把這個人大卸八

塊；或者我可能會因為早些時候發生的事情而怒罵你一頓。我會氣得滿臉通紅，咬牙切齒地說著每一句話。我會大吼大叫，直到喉嚨疼痛、聲音沙啞。每個人偶爾都會這樣，但原因大多會是一個很嚴重的爭吵或事端。但當你狂躁發作時，情況就不一樣了。最細微的煩惱都能令你不快並且吼三喝四。

我很愛使性子。不論在街上或在家裡，我會對著每個人，朝著他們大吼大叫、尖叫、咒罵。當我在怒吼時，我會跺腳；我扔了我的手機、我的筆電；我把家裡弄得髒亂不堪；我把自己痛扁一頓，還捶過牆壁。當我們搬家時，我不得不向房東解釋為什麼牆上有一個拳頭大小的洞。那些心煩意亂或惱火的事情就會令我做出這些事情。有一次發作只是因為室友開了一個寄給我的包裹。另一次是因為我在男友家時忘記帶我的梳子。

在我確診之前，我以為每個人都是如此，只是他們比較會隱藏而已。儘管我的憤怒感會在一個月之中的任何時候發生，我仍覺得這只是經前症候群（premenstrual tension）。為了確認這件事，我開始訓練自己在某些時候不讓我的感受顯現出來，特別是在工作的時候。我以前工作的性質讓我在真的很生氣時，會試著點頭微笑，然後找個藉口到洗手間跺腳大叫。這種最有害健康的應對方式是我多年以來的習慣，後來花了很長時間才改掉這個習慣。下班回到家，我發現怒氣會高漲成惡意和惱怒。和我一起生活的人，或者長時間和我相處的人，都不得不處理這個問題。每當我穩定下來時，我只能負荊請罪。

我該如何處理我的憤怒？

- 列出讓你憤怒的原因——可能是社群媒體，或者看新聞。當你知道誘因是什麼時，請盡可能地忽視它們。例如，遠離社群媒體並且刪除手機中的新聞應用程式。
- 試著將你的能量用在有效率的事情；或者當你不高興或生氣時，試著將這股能量投入到創造性的活動中。同樣地，也可以透過運動的方式來運用這種能量，因為這可以幫助你更有效地處理憤怒。
- 告訴你愛的人：當你表現出煩躁或憤怒的跡象，他們應該鼓勵你做上述提到的事情。告訴他們小心你的心情地雷，解釋什麼事會惹火你以及需要注意的跡象。最重要的是，說明當這種情況發生時，你並非有意要對他們生氣或攻擊他們，但這只是狂躁症的其中一種症狀。

超支花費

　　狂躁症發作可能會讓你時常陷入財務危機。我們通常會輕率地想要把錢變成自己喜歡的樣子。儘管有句話說「錢不會長在樹上」（意指賺錢不易，要謹慎消費）。但在狂躁發作期間，你確實就是守不住荷包。另一個問題是你以為成堆的的帳單會神奇地自己繳清。然而狂躁會讓你對此根本不在乎，視錢如打開水龍頭的水一般無關緊要。你甚至表現得好似置這整個世界於度外，沒有你不敢的東西。

　　我在本章前面提到的幾年前的日本之行就是一個典型的例子。

某天晚上，我有了這個想法，我的腦裡裝不下其他事情了。我不得不這麼做。腦裡的聲音催促著我，使我無法抗拒。我計劃一個人旅行。而其實幾年前，我曾想過要和我最好的朋友維琪（Vicki）一起去，但我大概知道她近期內應該去不成。我訂了 600 英鎊的機票並且告訴所有人。每個人都以為我只是說說而已，他們不認為我已經做了。我在東京和京都待了兩週；如果能說服公司讓我有更多的假期，我會待得更久。我訂了幾家昂貴的飯店，其中一間是位於 35 樓的套房。猶記得當時就在俯瞰新宿中央公園的落地窗前興奮地尖叫著。樹上開滿了櫻花；四周都是高樓大廈，右邊還看到遠處聳立的富士山。

這一切都記在我的刷卡明細中。每天我在餐廳享用美食；出門喝酒作樂，享受這趟旅行。我買了昂貴的禮物給親友。當我到家時，信用卡帳單上寫著 4,000 英鎊。

當我回國時，我決定搬出去自己住。我仍在狂躁症狀中，而且沒有顧慮到這個決定所帶來的後果。在日本之行後，我的卡債早已多到繳不清了。我付不出房租，所以需要一位保證人來證明當我付不出來時，他們會幫我把錢繳清。但是當時我毫不在乎。不知怎麼地，我居然有勇氣且自信地說服家人和房仲我付得起。

那一年是我經歷過最冷的冬天，而且幾乎付不起房租。我每週在食物上的花費在 5 到 6 英鎊之間。我只能仰賴麵包、牛奶和義大利麵圈這些基本必需品為生。在好幾個夜晚裡，我甚至懶得吃飯。我會穿著 T 恤、毛衣和睡袍窩在羽絨被裡坐著取暖，或者在公寓附近聽音樂和跳舞。我經常用光暖氣機的瓦斯，讓整個屋子都很潮濕。當男朋友來找我時，即使在如此冰冷的環境之下，我還是會拒絕花他的錢來支付瓦斯費。

偏執和衝動行為

（譯註：偏執，在精神科醫學用語中將此詞（obsession）解釋為
強迫觀念，意指儘管患者忽視，但還是會反覆出現、不斷侵入
患者腦中的想法和觀念。）

狂躁或輕躁症所引發的癡迷症狀經常會佔據你全部的生活。你
可能會偏執於這些事情上：

- 一個新計畫
- 一種嗜好
- 甚至是一個人

這些人事物將成為你的一切的重心。腦裡想的、嘴裡講的都是
他（它）們。人們最終會注意到你一心一意只關心某一件事（或某
一個人）。你完全無法將心力分一些到其他事情上。

幾年過去，我沉迷於寫小說，並重新開始經營我的事業和人
際關係。然而，人際關係對我的生活產生了最負面地影響。當我陷
入偏執時，腦裡只有對他們的憎恨。事實上，我鄙視他們、討厭他
們，其他事情我也不管了。我會激動地告訴所有想知道他們有多糟
糕的人。

事情是這樣的：我的生活中總會有人惹火我。他們會讓我感到
沮喪，或者我會毫無理由地討厭他們。我的世界只圍繞在這些憎恨
上打轉。如同狂躁症會有的狀況一樣，同樣事情就這樣發生在我身
上，而我並沒有注意到，身邊的人也都沒有察覺。這種強迫性的狀
況會持續幾個月之久。其中一個受害者是我的同事。我不假思索地
就視他為眼中釘。我認為他自以為是、傲慢自大，為所欲為地評斷

他人。因為我們週一到週五都見得到面，所以我會觀察並分析他做的每一件事。我總是在他面前或背地裡跟他唱反調。我每週都會花上幾個小時向另一位同事抱怨他有多不專業，或者他的想法有多糟糕。我會大步走到他的辦公桌前，一邊抱怨一邊來回走著。我把他每一個意見都誤解為對我的嘲諷、爭鬥和威脅。我變得疑神疑鬼的，當他與經理交談時，我確信他就是在打我的小報告。他仇視我，並試圖讓我被炒魷魚。我深信他是在跟經理說我表現不稱職。

我會瘋狂記錄下他那些我認為是錯誤或不專業的作為。我會把這些記錄一五一十地呈現在經理面前，上面寫滿了一頁又一頁偏執的怒吼。我甚至陰謀論地懷疑經理和他以前曾經合作過，所以關係還不錯。

因此，我的偏執和挫敗轉移到親友身上。情況變得沒完沒了：每天晚上都有新的事情要抱怨；某某每天都對我犯下了令人難以置信的可怕罪行，例如電話響起時不接電話。我走進家門時說的第一句話總會是：

「猜猜他這次又做了什麼了！」

「我不敢相信他今天居然……」

不管我在跟誰說話，對方都會試著想要中斷我的話。一旦我開始說話，我就會讓他們受不了，我話匣子根本停不下來。幸運地是，我的偏執並沒有讓我失業。

狂躁宿醉

當我陷入狂躁狀態時，雙相情緒障礙症對我而言根本是天堂。我感受到難以置信地快感。這種感覺會令人上癮，想永遠一直這樣下去。狂躁症就是一部令人拍案叫絕的史詩級鉅獻，彷彿我置身於一部偉大的電影中，而我就是主角。整個宇宙都圍繞著我打轉。我腦中不斷地浮現出一些想法，這些想法灌輸給我巨大且滿盈的自信心：

「我是最好的！」

「我可以成就任何事情，成為任何人！」

「我是無人能及，所向無敵的！」

這是一種獨一無二的感覺。是的，當一切恢復正常時，我確實會很想念這種感覺。然而，如同所有事情一樣，這終有結束的一天。

宿醉來了……

我最討厭雙相情緒障礙症的地方，是一種我稱之為狂躁宿醉的狀態。一開始，我意識到自己花了太多錢了。想像一下某個重要的週末假日，你興致一來就請所有人一杯酒。但你卻讓這種狀況持續了好幾個月。或者幾週下來，你每晚穿著睡衣徹夜掛在網路上瘋狂採購衣、鞋的樣子。

我發現自己不止一次揹上沉重的債務，這讓我付出了慘痛的代價。跟別人借錢，或懇求銀行、電話或煤氣公司再寬限我幾天使我深感尷尬且一敗塗地

當我意識到這些行為時，我醒了。我知道我做了一些在幾年後

會後悔莫及的事情。例如，我在日本之旅讓我前男友戴綠帽。當我再次冷靜下來時，記憶朝我襲來，我對自己的所作所為感到頭暈且噁心。這完全不是我該有的樣子，而我在不清醒的狀態下回想起做過的事情，感覺如同喝醉一般。我知道我不穩定或時而憤怒的情緒給親友帶來多大的壓力。從我嘴裡冒出的惡毒話語惹哭了我的親朋好友，讓他們悲傷欲絕。此外，我也做了許多不堪入目的事情，這些年來我深感後悔，甚至無法在這裡一一說出那些荒唐往事。

由於能量不斷地充滿我的身心而無法入睡，我的情緒和身體早已疲憊不堪了。我甚至沒有意識到我已經空轉了好幾週了。此時我只想隱居在被窩裡，不問世事地吞食著垃圾食物。

雙相情緒障礙症的混合性發作是什麼感覺

我坐在餐廳外的位子，等待上菜。我丈夫開始跟我聊了起來。和煦地空氣搭配著悄悄露臉的太陽。運河船在我們位子旁的河道上緩緩駛著。這幅如田園詩般的美景，本應令我愉悅和滿足才對，但事實上並不然。我的腦袋裡充斥著失控的想法。周圍的世界現在有種脫離現實的感覺，彷彿是在萬花筒裡的世界。圖像不停地來回擺動，從未靜止不動。我焦躁不安、精神緊繃，整個身體都處於高度警戒的狀態。一切的人事物都能激怒我：我坐的椅子太不舒服了；我丈夫說話的聲音令我刺耳難耐；從我們身後的客人們傳來的笑聲惹火了我，讓我想對他們咆哮到喉嚨沙啞，直到他們閉嘴為止。

我的腦壓很高，腦海中的所有想法都讓我感到痛苦至極。彷彿我的頭快要爆炸了。我能感覺到手和身體在顫抖著，如同我在懸崖邊上，而崖下舖著安全網。我知道我得跳下去，要是跳了，彷彿就

能從不斷增加的壓力中釋放出來。然而，我卻跳不下去，就好像我的腿被卡住了，使我無法前進。

突然間，某種恐懼感再排山倒海而來。感覺好像所有的能量都從我的身體裡抽走了，成了支離破碎的廢人。我腦裡的壓力還在，我的思緒仍四處飛馳著。這些消極且具強迫性的念頭把我 z0 貶得一文不值，甚至沒有活下去的資格。十分鐘後我們點的菜餚上桌了，我的嘴巴卻無止境地吐著話語。雖然腦子裡滿是想法，但大多卻是無法理解的胡言亂語。我在笑，但同時又想哭。我不喜歡這種感覺，感覺正在失去對自己和周圍世界的掌控。我無法專注，因為我正在努力維持某種穩定性。

我彷彿正處於十字路口，無論走哪條路，都會發生無法挽回的事情，但我卻對此毫無頭緒。在這十字路口，但某些不可控的力量卻已替我決定我的下一步。接著是狂躁發作嗎？還是憂鬱症呢？無法控制自己思想的感覺實在令人惶恐不安。

這持續了整個週末，現在是星期一，我的精神疲憊不堪。當我們回到家，我倒在沙發上不知所措地哭泣。因為我的身心仍然持續亢奮著。

警訊

我認為把輕躁症和狂躁症說成是一碗大雜燴其實並不為過。它們一方面有助於提高工作效率，讓你覺得事事如魚得水，彷彿能登峰造極。但是另一方面就不是什麼好事了。憤怒、魯莽和自毀前程的行為不斷抵消任何讓你正面以待的因素。我們根本不值得去冒這些險。那麼，在發作之前、發作期間和之後我們還能做些什麼來幫

助自己呢？首要之務是要注意那些警訊。以下這些警訊應該被高掛在 3 公尺高的霓虹燈看板上大肆宣揚才對：

- **比平時還要多話？**這可能是狂躁症或輕躁症發作前的初癥：你彷彿能夠永不停息地談論著任何事情。一天下來，其他人感覺就像你唸完了整本《戰爭與和平》（譯註：《戰爭與和平》是俄國作家托爾斯泰的一部約 124 萬字的長篇小說。本書於 1865 年到 1869 年出版，講述歐洲拿破崙時期的俄羅斯所發生的事。）。你說話的速度會比平時快得多。每個字會快速地從你的舌頭上滾下來。接下來，你的思緒就會開始奔向另一件事情。這會使你說的話聽起來簡直言之無物，因為你可能時而吃螺絲、結巴或漏掉一些字沒說。甚至更嚴重地，你有時候會說出別人聽來毫無邏輯的胡言亂語。

- **睡得更少？**感覺不到睡意，甚至是疲倦，這肯定是狂躁症即將來臨的徵兆。每晚熬夜的感覺就像是一種蠶食鯨吞的強迫症。彷彿好像你無法停下來一樣，或者你以為這只是偶然發作的失眠而已。你可能只是覺得有太多事情要做，以致於無法入眠。有一些想法和計畫需要再想想；有一些書需要看看；有一些電玩等著我破關。漸漸地，睡眠變得不再重要。當你的優先事項列表增加時，睡覺可能會被移到更後面的順位。最終，這可能會惡化到你完全不再睡覺的程度，並且持續數天或數週。

- **不尋常地充滿自信？**沒錯，這也很可能是狂躁的症狀。你可能會開始變得比平常還固執己見，並且完全直言不諱。你會比平時對自己的外在體更有自信與魅力。也許你變得敢於

和某個你一直不敢接近的好對象聊天。遇到任何機會和別人給予的要求，你總是毫不猶豫地答應，因為你覺得自己現在可以處理任何事情。你覺得自己做得到所有事情，無人能擋。其他意見根本沒有置喙的空間，你也毫不在意。如果你是對的，那麼你便是百分百正確的。任何其他意見都是大錯特錯的。

- **難以壓抑自己的衝動？** 真是令人驚訝，原來這也代表狂躁症離你不遠了。也許你會有突然想辭職去旅行，或開始著手新事業的衝動，或者你只是受夠了想出門買醉。也許你已經注意到自己喝酒或服用娛樂性藥物的次數變多了。你的性慾可能會因此突然水漲船高。

- **變得更愛花錢？** 你的消費習慣開始有別以往，變得想買什麼就非買不可，也不管銀行帳戶是否還撐不撐得住。你可能是買了一些永遠不會穿的古怪衣服和配飾；或是一套你糾結已久的高級設備，突然之間你感覺現在就是買下它的完美時機。你也許已經在不知不覺中，在某個凌晨 3 點的夜晚買下價值數百英鎊的樂高公仔（上一個這麼做的人應該是我）。你也許會因此需要散盡財產來支付所有帳單，但你仍若無其事。

- **對於新計畫的靈感？** 這可能會發生在狂躁症或輕躁症的一開始。可能是油漆家裡所有的牆壁，或是花更多心力在社群媒體上。你也許會萌生想畫一幅畫或開始寫一本小說等具創意性的計畫。也可能是你原本絞盡腦汁都想不出來的新事業靈感。如果這項計畫開始成為一種偏執時，你會把所有心思都放在這上面，那很可能便是狂躁症的開始。

．**感覺魯莽？**我以前開車既魯莽且危險。我很少會在乎自己的人身安全以及行為的後果。

我不希望上述提到的這幾點成為任何人杞人憂天的原因。上述某些行為本身其實是正面的。持平來看，感覺精力充沛或信心大增可以算是衡量心理健康的指標。然而，只要其中某幾個，甚至所有警訊同時出現的話，就真得開始擔心這是否為狂躁症。

在這段時間裡，讓身邊的人能夠發現狂躁發作的徵兆是至關重要的。對我而言，我難以隨時意識到自身行為的轉變，需要有人指出這些變化。與他們分享你的發作警訊，以便他們能好好地給予協助。只要能意識到你的行為舉止有狂躁症的徵兆便能有助於阻止其惡化。即便來不及阻止發作，這也能讓你在情況惡化之前去就醫。

我的伴侶和家人總是能搶先一步發現徵兆。正如許多人注意到的，我的眼神炯炯有神，積極主動地承擔了過多的工作。我的語速加快，總是迫不及待想要發言，而當我這樣做時，語辭便會變得急促且滔滔不絕。

我會不斷地批判我的心情和行為舉止，只因為深怕狀況變得更加棘手。為什麼我總得像這樣去質疑自己擁有快樂的感覺呢？可怕的是，當你精神狀態良好，卻反而得一直擔心自己的心理狀態。

誘因

　　每位雙相情緒障礙症患者都有各自不同的發病誘因。我花了好幾年才找到會觸發輕躁或狂躁症的特定狀況。以下是我發現會影響我的誘因。了解狂躁發作的誘因可以有助避免狂躁或輕躁症發作。如果你能掌握誘因的真面目，那便能完全避免發病，或者找到處置的方法，這可望讓你維持長時間的穩定狀態。

壓力

　　我不擅長面對壓力，總是容易不健康地壓抑我的感受和煎熬。等到壓力累積到極限便會引發狂躁症。我正慢慢地學會分辨何時會產生壓力，並且正面應對。如果我知道某件事、某個社交場合或工作會給我帶來壓力，便能更覺察壓力的本質並提前準備因應。從邏輯和客觀的角度看待壓力有助於將其影響降至最低。我會問自己一些簡單、合乎邏輯的問題，例如：

　　「最壞的結果可能是什麼？」

　　「這種結果的可能性有多大？」

　　「在這種情況下，我可以採取哪些實際的方法來減輕壓力？」

　　如果要我回答最後一題，我會說：請向其他人求助。我認為知道何時尋求幫助是至關重要的。我們很容易一直逼迫自己獨自處理問題。然而，尋求幫助並非軟弱的表現，而是展現「雖然我仍深受這個問題的煎熬，但我會持續努力解決」的決心。

睡眠

如果我三天以上睡不到 4 小時，通常就會讓自己處於輕躁或更嚴重的狂躁狀態中。在那一週裡，我得嚴格要求自己每晚在 10 到 11 點之間去睡覺。到了週末，我就會晚睡一點，但到了週日又會回到週間的正常作息。我目前需要更努力的是維持固定的睡覺時間。但問題在於我在大多數的夜晚裡是很難睡著的，因此我通常就會放棄入眠，讓自己清醒著。一個規律的作息可以幫助我放鬆並且更容易入眠。

一些能讓你更好睡的小訣竅

- **做一些運動。**老實說，讓自己精疲力盡可以幫助你一夜好眠。身體在疲憊時確實有助入眠。但是這並不一定表示你非得要跑步或在健身房鍛鍊。在臥室裡舉辦舞會，或與你的伴侶翻雲覆雨也能達到一樣的效果。

- **避免使用 3C 設備。**螢幕的光源對睡眠品質相當地有害。請至少在睡前一個小時之內，遠離你的電視、手機、電腦或筆電。你該做的是維持一個睡前儀式，例如閱讀，甚至是規劃明天的行程。

- **試試一些香氛用品。**你可以抹上身體乳液，以及對著枕頭噴幾下香氛噴霧。當我失眠時，薰衣草枕頭就成了我的好麻吉。如果你沒有，而且你又一個人睡的時候，放一個熱敷袋在你身邊也能讓你感到舒服自在。

- **設定一個例行公事。**當我終於被診斷患有雙相情緒障礙症時，我的心理醫生不停告訴我睡眠保健（sleep hygiene）的重要。

這意味著你要每晚徹底實行一個規律的例行公事，藉以幫助你的身心透過某些活動和感官體驗去連結睡眠。洗臉、刷牙、擦保養品都是一個很好的開始。此外，讓一些靜態的嗜好和興趣置入你的例行公事，例如在床上或在臥室裡某個安靜的角落看書。

- **回顧與規劃。**養成寫日記的習慣，將你一天發生的事記錄下來。這有助於你歸納思緒，並且專注在你可能仍在思索的事情上，以免你還得擔心那些事情會在你已經床上躺平，試圖入睡時蹦出來打擾你。寫作是一種宣洩，可以幫助你理解自己的焦慮，並且克服它們。躺在床上前，在紙上列出你明天必須做的事情就不會讓你繼續把心思留在那些事情上。這些方法也非常適合在你沮喪和難以入睡時派上用場。

酒精和其他藥物

過多的酒精和其他藥物會對我的心理健康帶來負面的影響。我通常會因此感到憂鬱，尤其是酒精會阻礙我的處方藥發揮作用。酒精本身就是一種鎮靜劑，若與其他用藥一起使用，會導致我在之後的幾天裡行為異常，並可能引發狂躁症。現在我還是會喝酒，但沒有像以前那樣酗酒。有一段時間我每天都在買醉，這對我的心理健康極為不利。雙相情感障礙的患者會有更高的風險染上酒精和其他藥物等壞習慣。這是因為我們經常自我治療並使用藥物來處理雙相情感障礙症狀。通常當我們狂躁或輕躁發作時，便會因為難以控制住衝動而更容易放縱自我。重要的是要意識到這一點並持續留意小心。

承擔太多

工作、家庭生活、社交、意料之外的事情或車禍事故──有時候我們真的承擔太多了。通常當我們狀態良好時，我們會想要做好所有事情。我們可能會擔心這種好狀態無法一直持續，因此只要有機會就絕不拒絕。但這也是生活的一環。當不拒絕變成一種承諾時，這種過度承擔的狀態通常就會成為發病誘因。

劇烈的生活變化

從悲傷、離婚、搬家或生孕等任何事情都會引發嚴重的情緒變化。上述誘因通常與自身環境的變化有關，而這便會導致壓力，但以睡覺或過度使用酒精和其他藥物是無法作為紓壓的應對方式。

> 如果所有這些誘因一起交互作用時，情況就不妙了。如果所有這些因素都混在一起發生，那我的病情很有可能會更嚴重。壓力經常使我失眠，反而喝酒可以助我入睡並在緊張的一天之後獲得放鬆。找到這些主要的誘因便能為我帶來正面的影響。你無法一直躲避壓力，但我知道這些狀況中，我必須留意那些會引發狂躁症狀的警訊。我會令親朋好友察覺我正在壓力之中，並且仰賴他們給我的支持，不論他們只是傾聽，或是幫助我實際解決那些壓力。

覺察與理解這些誘因是很有幫助的。我會比幾年前的自己更知道如何面對狂躁或輕躁症狀，如此才能為我帶來正面的結果與穩定的狀態。

我的心理醫生強烈要求我培養一個例行公事。例行公事是雙相情緒障礙症患者最好的朋友。但是你該如何建立並讓一個例行公事持之以恆呢？

- **決定例行公事的內容。** 舉例來說，就算你不累，也請每天晚上在同一時間換衣上床睡覺。此外，請依照輕重緩急去列出什麼是對你重要的；什麼任務是你每天都得做的。

- **設定小小的目標。** 想要在例行公事中投入太多心力，然後無法做到所有你想做的事情，會讓你覺得自己失敗了。將你想要實現的目標分解為更小的目標。

- **在筆記本或白板上寫下你的例行公事。** 這是一個溫和的提醒，你可以做待辦清單一樣使用。一次安排一週，並放進你的行事曆中，例如約會或重要事件。能夠實際看到自己的進步會令你感到滿意——每天晚上做完例行公事中的最後一件事總能給人正向的感覺！

- **分享你的例行公事。** 請和你的同住伴侶、家人分享，若你一個人住，就與你的閨蜜好友分享。分享例行公事有助於維持住這個習慣。

- **請每天持之以恆地遵循例行公事。** 假設你在早上會做運動，那就請你一定要持續地做。若能持之以恆，便很有可能為你建立一個新的例行公事。

- **準備好。** 在你開始實行一個新的例行公事之前，你必須準備好所有你需要的東西。

- **獎勵自己一些有趣的東西。** 當例行公事真正融入你的日常生活時，請務必為此慶祝一番。

最後，一個固定行程會漸漸地會變成一種習慣。習慣總能令你持之以恆，因為這幾乎已經成為你的特色之一。過度勞累是另一個會讓我迅速發作狂躁症的原因，而擁有一個普通的每日例行公事便能讓我避免過勞。

漸漸地我已經更能應對雙相情緒障礙症了。讓我驚訝的是，回到過去那種不健康的作息有多麼容易讓自己回到狂躁狀態。每次我都會盡最大的努力不讓這種情況發生。

第 4 章

憂鬱症：不是什麼都不想做，
就是什麼都不敢做

　　接著狂躁之後襲來的憂鬱症狀是非常棘手的問題。兩者並存會擾亂你的大腦，而當狂躁結束時，又令我空虛且心煩意亂。我的活力煙消雲散，感到迷茫無助。原有的創意發想如落葉一樣凋零，散落在地上覆蓋著土地，慢慢地腐爛於腳下。我感覺就像口啞又耳聾，主宰我腦裡的光明已經消失。那些聲音，我內心的夥伴們各分東西地離去，我很想念它們。想念那些狂躁症帶來的創造力，激勵著我前進，使我快速地成長。

　　憂鬱症是毫無邏輯的。它會瘋狂地指責你，並讓你信以為真。它會在你的腦中蠕動，找出你的弱點。它扭曲了你的思維，讓你感到脆弱和困惑。它會在你最快樂的時候折磨你 —— 或者，從雙向情緒障礙症的狀態來說，當你快樂和穩定的時候，它就有機可趁。

　　對我來說，憂鬱症會：

　　・讓一切事物都令你痛徹心扉

・情緒麻木到擔心自己再也不會有任何感覺
・有自殺念頭
・有自卑感

　　如果你不尋求幫助，憂鬱症不只會讓你心情低落，還會導致無助感、內疚感和絕望感逐漸升高並愈來愈嚴重。憂鬱症很常見，但人們仍然誤解如何去與憂鬱共存。

　　「我受不了了！」
　　「我現在心情很差。」
　　「我替自己感到難過。」

　　這些陳述經常就會讓人認為：
　　「我現在很憂鬱。」

　　無法忍受與憂鬱之間有著一個相當大的差異。這無關你是否為自己感到難過，或是覺得有點心情低落；或是整個人垂頭喪氣。你會感覺全然的絕望和無助。在絕望之中，你可能會想要結束自己的生命。當你真的度過了艱難的一天時，請不要說「我很憂鬱」。另外，當你內心崩潰時，不要說「我沒事」。請誠實面對自己並尋求他人協助。

　　當我憂鬱時，我會聽聽別人的故事，以及他們的日常，但我發現我其實對此毫不在乎。我發現自己和他人之間存在著一道牆。我是個死宅女，打電動是我的最愛，電動的互動性會讓我驚恐地尖叫，高興地大笑。但是當我感覺麻木不仁時，我就不會再玩。這件事似

乎令人無法承受，頻繁不斷的聲音和圖像並沒有嚇倒我，但似乎這一切都太麻煩了。我無法集中注意力，這也是我用來逃避現實的方式。

對我來說，當陷入憂鬱時，我會盯著牆壁，看向窗戶外，看著電視機，或是開始杞人憂天。每一次我都陷入沉思。這不是一種宣洩性、亦非自我覺察，只是純粹的虛無。我的心是空的，沒有情緒。只有最基本的想法才能進入我的腦海。我對一切毫不在乎，尤其是我的生活，沒有活著的感覺，一切都沒有任何意義，或是一切都看似千難萬難。

我也許是想太多了。但我卻逃不掉所有在腦裡盤旋的想法。那些想法既負面且無情。它們指出我所有的缺點。彷彿將我和一名壞人困在一間房裡。那名壞人知道你的一切，包括你犯的所有錯、所有你說過令人難堪的話語。這些想法會告訴你你已無路可逃，你這輩子注定得承受這些。它們會灌輸你滿滿的罪惡感、羞愧與絕望。

你或許有聽說過血清素，以及它與憂鬱症的關係。簡單說，這是我們身體產生的一種化學物質，有助於調節身體大部分的運作與功能：

- 食慾和消化
- 睡眠
- 記憶
- 性慾
- 我們的社交行為
- 我們的心情

血清素被認為是一種神經傳導物質，甚至是一種激素。它會產生於腸道、大腦和中樞神經系統的血小板中。對於憂鬱症患者而言，我們真的很需要大腦裡的血清素。它對我們的情緒有很大的影響。然而，血清素無法通過腦血管障壁（譯註：腦血管障壁（blood / brain barrier），也稱為血腦屏障或血腦障壁，指在血管和腦之間有一種選擇性地阻止某些物質由血液進入大腦的「障壁」。），所以如果大腦的血清素濃度低，你的身體就不能用消化系統和血液中的血清素來彌補。有證據指出大腦的血清素濃度若低就有可能導致憂鬱，這就是為什麼醫生通常會開立選擇性血清素再回收抑制劑」（Selective serotonin receptor inhibitors；SSRIs）的抗憂鬱劑給你服用。

憂鬱症會讓我的心情低落到幾乎無法跟任何人說任何一句話。我會開始把自己關機，並隔絕於一切人事物之外。我聽過有人用「困在泥淖或流沙中」的比喻，但我是伸手不見五指，也動彈不得。我無意想逃跑，所以並不會有被困住的感覺。真要說的話比較像是我自己身處的小宇宙正在慢慢縮小，如星火之光閃爍流逝。沒有宏偉壯麗的結局，也沒有劇烈的爆炸摧毀，就只是消失了。這個小宇宙的消失對我來說並不重要，因為我的心正悄悄地將其抹除。

所以，到底什麼是憂鬱症？

我們來看看雙相情緒障礙症患者的憂鬱症會有哪些階段。

- 輕度至中度憂鬱症並沒有重度憂鬱症那麼極端。其包括記憶力弱化和注意力不集中，並伴有恐慌和焦慮問題。

- 如果狀況更惡化，你可能會覺得所有事情變得難以執行，每一天的生活變得舉步維艱。你會一直想要一個人獨處，並把自己孤立於外在世界。思考會慢下來，專注度也會隨之受到影響。你會變得沒食慾，或是暴飲暴食；你也會失眠，或是比平時還要更嗜睡。

- 重度憂鬱症會有更嚴重的症狀。起初會感到絕望、罪惡感和造成身邊的人的負擔。這便會導致輕生的念頭。每天的日常活動變得像是不可能的任務。

- 在最壞的情況下，你彷彿已走投無路，除了結束生命之外，很難去想其他任何事情。你當下所感受到的彷彿不會有結束的一天，以致於你根本無法好好照顧自己。

如果你或你認識的人正認真地想要了結自己的生命，請務必要向他人求助，或直接叫救護車。請善用書末附錄的服務專線。

花瓶裡的花

憂鬱症是殘忍且極具破壞性的——它會一直在耳邊對你低語。影響我告訴自己「我很丟臉、我很慚愧！」，但我不該這麼想，因

為我根本沒有發生任何應該羞愧的事情。然而，憂鬱症會反其道而行。它讓我感到滿滿的羞愧。

就如同一只裝滿水的花瓶。插滿花瓶裡的花早已枯萎，水中只剩下碎散的花瓣和枝葉。花瓶放在房間裡顯眼位置上。每個進到房間的人都看得到也聞得到。他們都知道這束花怪怪的，甚至已經不覺得這是花了。滿滿的羞愧油然而生。

我會因此想要躲起來並消失，大家都想幫助我並提供建議。但他們的答案很明顯：把水倒掉，加些鮮花，便能照亮房間並充滿怡人的香氣。事情並非他們想的如此簡單。他們不能碰花瓶，因為花瓶是我的，房間是我的，他們只是客人。每個人都極度地想要幫忙，但卻越幫越忙。他們越想幫忙，我就越覺得羞恥，整個房間的氣味就越難耐。我當然想把臭水倒掉，重新開始，但我做不到。那花瓶太重了。我也早習慣它擺在那裡，它對我的日常生活早已有了無可忽視的影響。某部分的我想要振作，但某部分的我卻會因自己的憂鬱而感到羞恥，不想面對自己的病情，而且「我無法獨自解決」的想法讓狀況變得更糟。

嗯……這真的很怪，對吧 ?! 不過，這就是重度憂鬱症的真實情況。它的狀況確實包羅萬象。但別擔心，本章將提供如何應對憂鬱症的建議和方法。

我今天能洗個澡嗎？當我憂鬱時

當我們憂鬱時，我們可能會問：

「我今天能振作起來去洗個澡嗎？」

老實說，洗澡或淋浴對憂鬱症患者而言像是得鼓起勇氣挑戰珠穆朗瑪峰一樣。你明知自己很邋遢、聞起來很臭、頭髮很油膩，但你卻怎麼樣都提不起勁去做些什麼。我曾經有過連刷牙都不敢面對的時候。早上，你不想起床面對這一天。晚上，你只想倒在床上。刷牙感覺就像是另一個毫無氣力去做的任務。

　　衣服也是一樣。我們都有一件最喜歡的舒適衣物，並且穿著它在慵懶的星期天漫無目的地閒逛。我們在忙碌了一天之後也會套著它，依偎著看電視。當感覺憂鬱時，那件衣服便成了舒適的毯子。除了那件衣服之外皆不考慮。其他衣服都會使我們不自在，只會提醒我們該盡的責任，讓我們想起了現在無法處理的生活壓力。

　　衛生不僅攸關我們的身體健康，還包括我們生活空間的整潔。我一個人生活時一直很憂鬱，回顧那時候的自己只能說：「哇，我的生活簡直是一團糟！」我一人住在獨立套房裡。儘管房裡有一間主臥室，旁邊還有一個廚房和小間浴室，但我總是無法保持乾淨整潔。因為，基本上我住在一個亂七八糟的房間裡。我被包圍在髒亂中，無法逃脫。

　　那些事情並非無法承受之重，只是你根本不在乎。當生活變得一文不值時，為什麼還要洗衣服呢？當你決定止步不前時，哪用得著有所改變呢？此外，你雖會對自己的外表感到羞恥，但你看待事情的方式可能會傾向拒絕面對的態度：你的頭髮真的沒有那麼油膩、整個禮拜都穿同一件睡衣並沒有那麼糟糕、咖啡杯裡的黴菌只是為了要進行某種科學實驗。

　　最糟的是，人們會注意到這些事情。當你聽到朋友或家人的敲門聲時，便心生恐懼。他們知道你在家，因為你確實也都不常出門。當他們進門看到你所處的環境以及混亂的生活時，你就會感到無比

羞恥。我總是試著接受他們的幫助，不論他們要鼓勵我去洗個澡，或甚至只是梳個頭都好。他們也許會幫我打掃，讓我的生活可以看似恢復正常。

幾個能夠幫助你度過憂鬱的方法

- **使用乾洗髮劑、濕紙巾和漱口水。**這可以在你真的提不起勁洗澡的時候派上用場。當你可以洗澡時，製造一點儀式感，讓你有享受的感覺。

- **盡可能持之以恆地實行每天的例行公事**（在前一章有提及其重要性）這能維持你每一天都在相對「正常」的感覺，如果你在家或病到難以工作時，更要做到這一點。就算很困難，但長時間下來你會因此保有更好的狀態。

- **在你狀態好的時候購買一些舒適的衣物和睡衣。**這能幫助你度過那些難關。如果有一件衣服可以讓你感覺舒適，就能為你帶來一些安全感。

- **將打掃分成幾個可處理的部分。**不要只看到你的公寓、房間有多亂，反而是專注於一個房間，甚至是房間的某一邊，並且開始整理清潔。如果每天只選擇一個小區域進行清潔和整理，你就不怕做不下去。

- **專注在結果。**去想想洗完澡或完成部分打掃之後的感覺會有多清爽。你會萌生一股成就感，並且身心狀態也會因此有所改善。

- **接受幫助。**但是確保你不是閒閒沒事做，如此才不會讓你對某些幫助你的人產生罪惡感。

- **在你快不行之前，準備好一些簡單的餐點。**確保這些餐點不需要花太多時間準備或清理後續。

性生活（或是性生活缺乏）與憂鬱症

　　如果你有交往對象，但你卻處於憂鬱之中，你們最有可能會遇到性方面的問題。或者，我們打開天窗說亮話，你們是否已經沒有性生活了？或是連一些親密的接觸也沒有了。

　　如果我們記得要有避孕措施；如果我們知道對方的性衛生沒問題的話，性生活其實對我們來說是件好事：

- 性行為能促進分泌腦內啡（endorphins），這是一種在大腦中自然生成的化學物質，會讓你感到幸福。
- 建立與伴侶的親密關係。
- 有助於我們與伴侶之間保有健全的溝通。
- 這是一種很好的運動！

　　當我們憂鬱時，就會置一切於度外。性生活也就跟你毫無關係了。這就好像我們絕不會再對性有任何一絲興趣一樣。以下幾個原因可以解釋這個狀態：首先，此時的你就只是不需要性生活而已。我們的性欲會幾乎歸零，就如同其他那些我們提不起勁去做的日常活動一樣。性慾通常與之前提及的血清素有關係，缺少這種重要的化學物質也可能令性欲全消。

　　另外一個會在我們憂鬱時消失的東西就是我們的自信心。當我

們看到鏡子裡的自己時會感到厭惡不已。我們不覺得自己有何魅力，所以絕不會認為有誰還會覺得這樣的自己性感迷人。

當我們處於狂躁之中，我們通常會慾火難耐，性欲高漲到直衝天際。當狂躁結束時，我們就會墜入憂鬱深淵，隨之令性衝動消失無蹤。這對於情侶關係來說是相當辛苦的事情。

你會怎麼與伴侶談論性生活呢？

這不是一個容易提出的話題，因為雙方都會感到不安，認為性生活缺乏是他們的錯。但是重要的是，你必須與伴侶討論雙相情緒障礙會如何影響性慾。如果他們知道並在你憂鬱時提前有所準備，他們會比較容易釋懷。雖然這可能會很尷尬，但老實說出憂鬱會讓你對性生活毫無興趣是非常重要的。如果你只是找理由搪塞伴侶反而會使你們的感情愈來愈疏遠。好好解釋憂鬱症的影響會幫助他們了解這不是他們的問題，而且也不會一直都是這樣。

要是憂鬱症會讓你對外表感到自卑，也要一併告知你的伴侶。我們的自信心可能會因憂鬱而有所貶低，而親密關係往往取決於我們有多自信。這不是一件容易控制和處理的事情，但是和伴侶傾訴與溝通你的擔憂有助他們理解並給予支持。同樣，這種缺乏自信的情況很可能不會一直持續，當憂鬱症狀緩解時，我們會再次恢復自信。

焦慮與憂鬱的關係

憂鬱和焦慮往往有著本質上的關聯。許多雙相情緒障礙症患者也會深受焦慮和恐慌之苦。

我在 18 歲時第一次恐慌症發作。我躺在床上睡覺時，突然一陣噁心感襲來。我衝下樓到廁所，但什麼也沒發生。我媽媽聽到我下樓的聲音，便到門口關心我的狀況。在恐慌發作時，一陣劇烈的疼痛穿透了我的胸膛，彷彿被刺傷了一樣。我開始在屋子裡踱步，但每走一步，疼痛就會從腳部傳到胸口。我的一舉一動都會加劇疼痛與絕望。那時我已經嚇哭了。我確信我是心臟病發作了，我快要死了。

我媽媽急得打電話叫救護車。我無法好好地呼吸，並出現過度換氣的狀況，而這又再一次令我恐慌失措。任何經歷過這種情況的人都知道你會很難正常地呼吸，尤其是當你對自身狀況一無所知的時候。我當時還不知道要盡可能讓自己保持平靜和放鬆，藉以緩解一些痛苦。隨著我的恐懼增加，痛苦也增加了。這種痛彷彿將我大卸八塊。

救護車到了，醫護人員冷靜且有耐心地安撫我。在醫院，醫生做了心電圖（electrocardiogram, ECG），結果一切數據皆恢復正常，我還接受了胸部 X 光檢查和一些血液檢查；一切都很好。醫生只說我的胸部肌肉拉傷了，然後我被帶回家了。

幾天之後，媽媽想出一些我之所以恐慌發作的原因。我對她笑了笑，因為這實在很荒謬，我根本沒有任何需要恐慌的理由。我越想越覺得也許媽媽說的是對的。這幾個月一直處於情緒緊繃的狀態，直至現在才總算冷靜下來。我意識到自己已經筋疲力盡了。這幾個

月以來，我的身體一直在對我怒吼著：「夠了！停下來！」

我的身體一直在告訴我它已經受夠了，所以才會引發恐慌。因為我根本無法再撐下去了。

你也會有恐慌發作嗎？提供一些幫助你度過恐慌的方法

- **保有邏輯性的思考。**告訴你自己：「我知道這是恐慌症發作，這很痛苦，但死不了的。」當你確定這只是恐慌發作時，想想雖然很痛苦且不舒服，但這不會演變成任何災難。反覆地告訴自己這一點，讓自己了解情況。你要很確定地對自己說一切都會沒事的。

- **讓自己分心。**如果前一個方法無法奏效，那就試著讓自己分心。也許你可以去看你最愛的電視節目，或是進行一些如著色或素描之類的活動，只要能讓你的雙手忙碌並迫使集中注意力就行了。我喜歡打電動，所以我可能會打開遊戲機並試著開始找出過關的方法。如果你能有效地佔據了你的思想並且維持一段時間，你甚至可能不會意識到痛苦和恐慌已經消失了。

- **呼吸運動。**嘗試用你的橫膈膜呼吸（你肺部下方的一塊肌肉）。舒適地坐下或躺下，將一隻手放在胸腔下方，另一隻手放在心臟上。藉由鼻子吸氣和吐氣，你會感覺到肚子和胸部在呼吸時會如何移動。接著試著只用肚子來呼吸，而非胸部。你也可以只專注在呼吸上 —— 在吸氣和吐氣的時候有什麼感覺？試著閉上眼睛用鼻子吸氣四秒鐘，再用嘴巴吐氣四秒鐘。

憂鬱症 —— 不只在你腦裡搞怪

　　憂鬱症會影響我們的身體，並造成生理上的不適。你的生活品質會逐漸走下坡，並且會嚴重影響你日常的情緒和身體健康。憂鬱症會弱化你的免疫系統，導致消化問題，甚至增加心臟病發作的風險。很多證據也表明憂鬱症對我們的整體健康有負面影響。

　　心理與生理的健康是有著密不可分的關聯。當我們憂鬱時，通常也會帶來生理上的不適。如果我們使用不健康的習慣來處理憂鬱症，它可能會導致更嚴重的問題。

　　幾年前，我深受憂鬱症之苦。我感到難以置信的情緒低落，幾乎無法入睡，並且覺得自己根本沒有存在的意義。某天，突然我開始極度疲憊且暈沉。那種暈沉像是被關在洗衣機裡翻攪著。不論我躺著或站著，那種感覺總是揮之不去。我感到噁心，且無法專注。我無法工作，只能躺在一間黑暗的房間裡，試著入眠。這個狀態持續了好幾週。我最後發現這是內耳感染所造成的。醫生告訴我這是因為壓力或過度疲憊所致。

　　失眠也會致病！這會發生在每天晚上只睡幾個小時（如果還睡得著的話）的時候。果不其然，我筋疲力盡，而且一心只想睡覺。當時我想：「還能有多糟呢？」

　　嗯，我還真的又染上眼睛發炎和發高燒的症狀。那感覺糟透了，我必須一直躺在床上，感覺好像比平時還要痛苦。

我們愈了解何謂憂鬱症，就愈能夠照顧好身體。因此，了解如何照顧好身體是相當重要的。留意身體的警訊、早期症狀和發作的誘因。找到一個適合你的每日例行公事。規劃好夜間時段的例行公事，以幫助你入眠，也要保持健康飲食和定期鍛煉。盡可能做到這些事情便能讓你保持身體健康。當發現憂鬱症的早期症狀時，請抽出時間來休息恢復體力。若有需要就向朋友、家人或公司求助。

一種你不會想要的偏執

憂鬱症是一種對自我厭惡的偏執，而這樣的偏執彷彿永無止境。你會因此只看得見自己最糟糕的一面。比如說當你晚上躺在床上試圖入睡時，卻會檢查當天做的每一件事情。我就遇過一樣的狀況，憂鬱症會指出我曾經做錯的每一件事，以及每一個難堪的情況。當這些想法侵入我的生活時，我只能束手無策地任其恣意妄為。我因此感到恐懼和悲傷而一事無成，原本計畫好的事情也隨之付諸流水。這種偏執會繼續下去。自我厭惡促使我挖掘自己性格中所有缺點並鑽牛角尖——我脾氣一來，就會對醫生和家人發脾氣；沉默不語、對他人防備的狀態也可能會疏遠生活中的任何人；我永遠會是個半途而廢的人，這完全印證了我對自己是個失敗者的認知。

你能怎麼面對這樣的偏執呢？我們知道有這種偏執的想法並不健康，但是當憂鬱來襲時，這肯定會發生。要不要試試看**正向思考罐**的方法呢？拿起一個大玻璃罐和一些便利貼。當你感覺穩定並處

於正向心態時，寫下你喜歡自己的地方，一次貼一張。也許是你的幽默感？你的善良和體貼？也許你擅長手作？添加有關自己的任何事實，使你與眾不同。問問你身邊的人他們最喜歡你哪裡，並把這些部分也寫下來。把寫好的便利貼都裝到罐子裡——當你憂鬱時，打開罐子，詳讀每一張你寫的便利貼。這改善你的心情，提醒你要愛自己、要欣賞自己。最後你會有一個裝滿成就的罐子，或者一個裝滿正面話語的罐子，而這些成就和正面話語都是跟你有關的。

我快不行了，該如何自助？

我有一個「救命箱（crisis box）」。是的，我知道這聽起來很誇張（老實說，是有點誇張沒錯），這其實就是自我保健箱。箱裡裝的東西會因人而異，但一般來說應該要有讓你感到舒緩或療癒的物品。我的「救命箱」能讓我感到安全與保障。目的是為了讓自己維持在正向思考的狀態裡，告訴自己會度過難關，過去無數次的迎刃而解會讓我相信這一次也是如此。讓我帶你們看看裡面有什麼：

- **蓬鬆的襪子**。穿在腳上柔軟和溫暖的感覺能幫助我穩定下來，令我可以專注於這種感覺，而非負面的想法。
- **香氛蠟燭**。我會在一個舒服的熱泡泡澡中點燃它。浴室是能讓我快樂的小空間，使我感到安心。
- **芳香滾珠精油**。我會用在感受到壓力的身體部位——我的手腕、耳朵後面和脖子。（我以前覺得芳香療法很俗氣，但我發現它真的有助於讓我平靜下來！）
- **可以讓你抱著的物品**。目前，我習慣抱著一個柔軟的毛絨玩

具，但這也可以是一個有薰衣草香味抱枕或一罐熱水瓶。尤其在你一個人住的時候，這會是個好主意，而且還能幫助你入眠。

- **一部你最愛的電影和書籍。**我會選一些能讓我有快樂回憶的東西，這些東西之前就已經陪我征戰過不少難關，並且獲得勝利。或者我會選擇小時候看過的電影或書籍。
- **服務熱線電話。**我是個雜亂無章的人，儘管我有一支能在煎熬時給予我協助的電話號碼，但我總是會忘記把這支號碼記在哪了。把這些號碼統整在在一個安全且明顯的地方，好讓自己願意去撥電話求助。

當我感覺良好且穩定時，準備好你盒子裡的東西；想想過去當你快不行的時候是什麼幫助了你，也向你身邊的人詢問他們的建議。

輕生念頭

這是一個不可輕忽、棘手且可怕的問題。任誰也不會想提到這件事，但我們得攤開來談談了。憂鬱彷彿無孔不入，令我們無路可逃。此時，正是我們開始想要輕生的時刻。憂鬱症可以化為一個輕蔑、無情的怪物，隨時準備把你大卸八塊。

唯一的方法好像只剩走上絕路了。

我猶記得某次我的情緒比我想像的還要低落。我沒救了。我看不到前進的方向。我徹底崩潰了。我一直坐在餐桌旁哭了好幾個小時。盤旋在腦海中的想法變得痛苦難堪。我知道接下來要做什麼。

我有了一個計劃，並開始積極想要結束自己的生命。

好在當時一通電話響了。電話的那頭是我媽媽，她通常會在吉米出門工作的那一週，每天打電話給我確認我的狀況。她知道我有困難，但不知道我早已崩潰的事實。但當她聽到了我的聲音時就明瞭了。她堅定地告訴我：「你需要打電話給危機小組（譯註：提供心理諮詢服務與協助。該團隊通常包括一些心理健康專業人員，例如心理醫生，心理健康護理師，社工等人。）」。

我掛上電話後，撥通了心理醫生給我的電話號碼。一個女人用輕快的語氣回答。我聽不懂她說什麼，所以我把電話掛了。通常，如果我感到憂鬱，我會很難跟得上節奏快速的談話。那時候電話那頭的聲音說得太快了，我遲鈍的大腦直接當機。我試了第二次，還是同樣的聲音。但這一次，我努力聽見了「心理健康」這四個字。

我脫口而出：「我現在需要找人談談。我想自殺。」

那個聲音回答：「啊，你應該是想聯絡危機小組的值班人員。這個號碼是錯誤的。這是行政部門，他們在另一個分機上。我給你號碼。」

我抓了離我最近的筆，在信封背面顫抖著寫下號碼。當她大聲說出數字時，我不得不讓她重複說個幾次。我深吸一口氣，再次撥通電話。我又一次地一邊抽泣和深呼吸，一邊解釋我怎麼了。一個聲音平靜、聽起來像大會司儀般的男人問我的名字。他停頓了一下，然後回復：「好的，凱蒂，我需要去查一下您的文件。我會再回電給您。」

我得等上 30 分鐘。我不只是想要了結我的性命，我不是打算這麼做，我是已經要去做了。你可以想像這感覺就像一個永無止境且如坐針氈的等待時間。我只知道我要了結這一切。

有人敲門了。門後是我的媽媽。她抱著我，緊緊地抱住我，好似這個動作可以讓我不要對自己痛下毒手；彷彿她再抱久一點，就能讓我好起來，回到原本的樣子，充滿活力和幽默。我應該要覺得她在身邊會更安心，但我沒有。我一心只想結束自己的生命。我一言不語，無法表達我正在經歷的痛苦。我們只是默默地坐在桌邊。電話響了，我立刻接了起來。那個聲音說：「凱蒂，我看了你的文件，看到你被開了治療雙相情感障礙的藥物。我建議你繼續服藥，你應該很快就會開始好轉了。」

　　電話的兩端都沉默了下來。當時的我只能勉強擠出：「好的，嗯，謝謝。」

　　沒了，就是這樣。我沒有拒絕尋求更多的幫助，沒有拒絕讓別人幫助我，更沒有拒絕被送進醫院。如果那時我獨自一人，我相信我會試圖結束自己的生命。我會毫不猶豫地服用這些藥片。我很幸運，也很感激我並不是一個人。

　　我傷心欲絕。我覺得我被宣判了死刑，當我已無力抵抗。我哭得太厲害了，抽泣使我幾乎呼吸不過來。我覺得生命已逝。感覺好似落入生與死的迷霧中，想要走上絕路並且予以實踐。我的思想彷彿不再與身體相連。我周圍的世界變得虛無飄渺，彷彿我已靈魂出竅——唯有結束生命才能從這恍惚中解脫。

　　媽媽不解我的一字一語，所以她立即有所行動，致電給我的心理醫生，並設法在隔天為我預約門診。在接下來的時間裡，我並不孤單。吉米提早下班回家照顧我，我也不記得那天的其他事情了。時間化成了淚水的渾濁和不可避免的恐懼感。我能想到的只有睡覺。當我躺下來時，我想知道死亡是否就像入睡一樣，我多麼希望這就是如此地輕而易舉，讓我不需要從睡眠中醒來。

我知道你們很難理解我所說的。想輕生的感覺絕非三言兩語可喻，但是能夠傾訴出來還是很重要的。如果你能夠認同這些，或是在未來的某一天你可以理解了，那麼請確保你知道在哪裡可以獲得幫助。準備好求助熱線和當地心理健康諮商專線（我在書末附上了一些專線號碼），並確保親友們都知道哪裡可以提供你協助。

並非每次都能像這次一樣，在無法挽回之前去阻止憂鬱的影響。**通常當我們打算自殺時，那些自救技巧已經無法幫上我們什麼了。**我們現在就需要幫助。如果你覺得狀況快要一發不可收拾時，請盡可能在這之前盡快諮詢醫療專業人員。

警訊

憂鬱症就像是嗜血的猛獸一樣追著你跑。它可能會不知不覺地找上門，因為你幾乎察覺不到任何警訊。

起初你也許只是有一點「不在狀態內」，跟平常的你不太一樣。然後突然間以令人難以置信的速度襲來，彷彿重達千鈞難以承受。此外，憂鬱症是不講道理的，它會在我們心情最好的時候予以重擊。若能整理歸納好這些難以察覺的警訊，便能讓你更了解自己是否會引發嚴重的憂鬱症。這些警訊是確保你儘早獲得幫助和支持的關鍵。

- **總是覺得疲倦？**在一天的工作後精疲力竭是正常的，但如果每天不論忙碌與否你都是如此的話，那就會是一個警訊了。疲勞是憂鬱症最初會有的徵兆之一。你會發現，即使睡了一夜好覺，仍會莫名感到疲倦。你也許會在白天小睡片刻，但

睡完之後卻反而很難清醒。接著狀況會有 180 度的大轉變，你晚上反而會失眠，或在凌晨醒來。疲勞會導致健忘和優柔寡斷，因而影響工作和日常生活。自己彷彿徘徊在迷霧之中，不斷想著何時才能上床睡覺了。

- **易怒？** 每個人和每件事都能惹到你嗎？嗯，這可能是憂鬱症的徵兆。你會發現自己脾氣暴躁，而且經常心情欠佳。例如那些在你忙碌時和你說話的人；擋到你的路的人，或是吃東西發出聲音的人都會令你大發雷霆。你通常會不予理會或不在乎的事情現在會使你非常惱火和沮喪。人們會覺得很難跟你相處，你也會為自己的脾氣暴躁感到內疚。你會對人們發脾氣，並且表現得不像原本的自己。

- **缺乏專注力？** 可能是憂鬱症搞的鬼。你也許是在工作，也許在讀一本書，或是想要看一部電影，但卻始終難以專注其中。要你專注在某件事情簡直比登天還難。你無法專心不是因為被身邊的事物所分心，而是因為你整個人的精神狀態好像慢下來了。

- **食慾增加或沒食慾？** 食慾的改變可能意味著憂鬱的到來。每個人的狀況都不同，當我們憂鬱時，食慾可能會有巨大的變化。你也許會發現自己對食物毫無興趣，感覺好像你得強迫自己進食。或者情況可能會完全相反，你可能會總是吃不飽。由於焦慮和憂鬱經常同時發作，因此嚴重的焦慮會使許多人感到噁心而食不下嚥。憂鬱症勢必會導致體重增加或減輕，這也會影響我們的自信心。憂鬱症有時也會引發消化問題。

- **自信心低落？** 你會開始鄙視自己。你也許會開始討厭自己的身材。你會對自己達到的成就或正在改進的部分給予極差的

評價，並且想要摧毀這一切。在工作中，你可能會開始懷疑自己，認為自己無法把工作做好，你的老闆會對你的表現失望，給予譴責。

- **減少社交生活？** 不論你原本擅於社交，或是喜歡一個人獨處，我們大概都喜歡見到自己的朋友和家人吧。然而，憂鬱症可能會讓我們變得沉默寡言，或者無法應付社交場合。我喜歡外出認識朋友，所以當我拒絕邀請或不出席活動時，很明顯就是有狀況了。當我一想到社交，便覺愁腸百結。你甚至發覺自己開始疏遠家人和朋友。與朋友和家人拒絕來往反而讓我們變得孤立且孤獨，情緒也會因而更加惡化。社交活動頓時讓你感到焦慮不安。你會迴避訊息和電話，並找藉口不出門。

- **毫無動力？** 這不只是「關機」一天而已，而是指幾天或幾週下來你做任何事情的動力全失。如同注意力不集中一樣，失去行動的動力通常會影響你的工作或學習。完成一項工作、跑步，或者在健身房鍛煉，如同在一座無盡頭的山路上辛苦跋涉。對我來說，我會覺得自己已把動力和積極度拋之腦後，只想蜷縮在沙發上看電視。

- **連對最愛的休閒娛樂也無動於衷？** 生活的一切彷彿變得困難重重，即便是你通常會享受其中的事情亦然。我指的不是你無法在 Netflix 上找到好看的節目，而是你對喜歡的事物感到麻木不仁。當我們情緒低落時，曾經讓我們樂不思蜀的嗜好似乎已不再具有相同的效果，這讓我們感到虛無飄渺──這是憂鬱症患者常會抱怨的事情。我通常是一個滿腹創意的人，但我發現隨著憂鬱症的惡化，我變得沒有動力去畫畫、

素描或寫作。另外，對性需求的索然無味也可能讓你和伴侶的關係因此生變。

若你有察覺到這些警訊，就能幫助你準備應付憂鬱的發作。一旦狀況惡化成重度憂鬱，就很難再挽回了。因此掌握自己身體的警訊是相對重要的事。但與狂躁症一樣，上述這些方法並不是要讓任何人一直處於緊張的狀態。沒有動力做事也可能只是因為你那一天過得很糟；或是你心有罣礙。工作或私人生活都可能讓你煩躁易怒，而疲倦也可能導致生理性疾病。因此我們不能就此斷定有疲倦就一定會染上憂鬱。了解這些徵兆只是讓你更容易控制雙相情緒障礙症的病情。憂鬱症不會說來就來，這些警訊只是想讓你超前部署地對付這頭猛獸。

讓身邊的人知道你的感受。告訴他們你觀察到自己的行為有一些變化，這使你很擔心會引發憂鬱症。詢問他們是否注意到你的行為舉止有任何變化，以及他們是否也對此有些擔心。請與你的伴侶、家人和朋友分享你的行為警訊，讓他們留意並告訴你什麼時候你的行為跟以前不一樣了。

雖然我現在已經變得更容易去察覺情緒低落的變化。然而，有時我還是會忽略某個顯而易見的變化或徵兆。我總是難以意識到自己已處於憂鬱狀態，因此得仰賴我的伴侶來留意這些警訊。不過，一般來說，如果我有所察覺，便能在憂鬱惡化或陷入危險之前採取行動或改變。

如果你擔心自己可能染上憂鬱的話，請與你的醫生預約看診。

醫生的看診時間通常可以到 20 分鐘而非 10 分鐘。請務必要求預約 20 分鐘的看診，讓你有更多時間來解釋你的感受並和醫生討論治療方式。當我很痛苦時，我總是會連續預約延長時間的門診，因為我會比平常還要難以表達自己的感受和看法。這有一個額外的好處是，在時間結束之前不會感到匆忙和被迫必須解釋所有事情。

誘因

- **充滿壓力的狀況。** 如喪親之痛、關係破裂或失業等狀況都可能引發憂鬱。如果你試著要獨自解決問題，則會提高罹患憂鬱症的風險。對於我們這些雙相情緒障礙症患者而言，一個巨大的壓力事件會是主要的發病誘因。即使是我們期待發生的事情，例如獲得一份新工作、畢業或搬家，也可能因此發作。

- **個性。** 如果你屬於自信低落或愛否定自我的人，那可能會更容易染上憂鬱症。這就是認知行為治療（Cognitive Behavioral Therapy, CBT）可以幫上忙的地方。這是一種談話療法，通常會關注在那些關於自我價值及對周圍世界扭曲的思維。

- **生產。** 雙相情緒障礙症的女性患者特別容易罹患產後憂鬱症。荷爾蒙和生理上的變化、突然增加在自己身上的責任都會導致產後憂鬱症。

- **孤單寂寞。** 很多原因都可能使我們感到孤單。也許是某個身邊的親友搬走了，或者我們搬到了外縣市去讀大學或工作。當你感到孤單，且沒有人可以交談和傾聽煩惱和擔憂便會更

容易引發憂鬱症。

- **酒精和其他藥物**。想要用酗酒或服用其他藥物來逃避反而會急遽增加引發憂鬱症的機率，對青少年來說更是如此。酒精也是一種強效鎮定劑，會使憂鬱更加惡化。
- **生病或受傷**。重大疾病或傷害會導致我們陷入憂鬱。其嚴重性甚至會阻礙並擾亂我們的例行公事與日常生活，而且通常會讓我們感覺糟透了。

　　上述某些誘因（如酗酒和服用其他藥物）是我們可以控制的。然而，當它們突然打擾時，你會更難以保有正常的生活。回想之前你陷入憂鬱的時候，有沒有發生任何可能使你發作的大事件呢？在發現自己陷入憂鬱之前有無發生了一些重大的事情呢？如果你能看清其中的規律，便能幫助你為往後的發病做準備。

第 5 章

不眞實的眞實：精神病

　　精神病（psychosis）並不是一個容易觸及大眾的話題。因為仍有許多人會避談並感到不自在。然而，雙相情緒障礙症患者確實會受精神疾病之苦，所以我覺得這個章節必須被收進本書。關於精神病仍然存在許多誤解，需要好好地端正視聽。如果我們能勇於面對這些禁忌話題，那麼當我們與人們談論自身經歷時，才會感到更自在——這將有助減少被孤立的感覺，並使我們能夠獲得所需的支持。

　　讓我們分析一下可能罹患精神病的時間點與對象：

・精神病會出現於重度狂躁的發病期間。

・在情緒混亂的發作期間也可能致病。

・第一型和第二型雙相情緒障礙症患者都有可能會患病，但尤以第一型患者居多。

・如果你患有循環性情感障礙（cyclothymia）就不會有精神病。

・每當出現狂躁症或憂鬱症時，可能就不會發病。

・即便你從來沒有發病過，也可能會在之後出現精神病。

為何我會在一本關於雙相情緒障礙症的書裡提及精神病呢？

這個嘛，其實很多人不曉得精神病很容易出現在雙相情緒障礙症患者身上。古德溫（Goodwin）和雷德菲爾德‧賈米森（Redfield-Jamison）於 2007 年的一項整合分析（幾項研究的分組實驗）中發現，61% 的雙相情緒障礙症患者在一生中的某個時期至少會經歷過一種精神病症狀。

你可以將精神病分成兩種類型：幻覺（hallucinations）和妄想（delusions）。兩者是不相斥的，你可能同時染上，也可能只會染上其中一種。

幻覺

這些感官體驗，實際上並不存在：

‧聽覺：聽到聲音或聲響。

‧視覺：看見人、物體或其他現象。

‧觸覺：皮膚有感覺，或是好像有人在觸摸你。

‧其他不存在的感官體驗如味覺或嗅覺。

妄想

簡言之，你會出現一些虛假的想法。但你會繼續相信這些想法，即使這毫無任何邏輯可言。

- **偏執性妄想**：感覺受到某種外部力量的威脅，其可能會試圖控制、傷害或殺害你。
- **自大型妄想**：深信自己是無比重要的人物，感覺充滿力量且無所不能。

都是心情惹的禍

雙相情緒障礙症中所發生的的精神病症狀也會產生情緒一致或不一致的狀態。是的，我會詳細解說這是什麼意思！

情緒一致（Mood congruent）意指你正在面對的精神病會配合你的心情。因此，假使你處於憂鬱狀態，你也許會聽到一個聲音把你批得一文不值；或是深信自己得了無藥可救的絕症。如果你處於狂躁，或許也會有個聲音鼓勵你；或是浮現幻覺讓你相信自己是超級英雄。

情緒不一致（Mood incongruent）意指你正在面對的精神病會背離你的心情。例如，不論憂鬱或狂躁，你可能都出現相同的幻覺。只是這種情況不常見，一般比較容易出現呼應自身心情的幻覺或妄想。

精神病通常會影響我們的思考與談吐。正如我所說的，思緒奔馳（racing thoughts）和言語混亂也是狂躁症的症狀。

雙相情緒障礙症或情感性精神疾病症

情感性精神疾病症（Schizoaffective disorder）會影響心情並會出現雙相情緒障礙症和思覺失調症（schizophrenia）。其中的差別在於雙相情緒障礙症是情緒相關的病症，但情感性精神疾病症是包含與狂躁或憂鬱症無關的幻覺或妄想。

重要的是，精神病並不會使你陷入危險或使你變得兇狠。由於誤解和偏見，精神疾病一詞被錯用為貶義詞。例如，我經常聽到人們行為殘忍或失控時被說成神經病（psychotic）。我的一位朋友甚至會叫他們的前任「納粹瘋子」。政治家或公眾人物也常被說成瘋狂或有妄想症。人們總是不假思索地去使用這些用詞來貶低他人。然而事實上，精神病會讓你感到害怕、不知所措、脆弱且孤單。

我們這些與幻覺和妄想共存的人是社會中最脆弱的一群人。真正令人可怕的是，你彷彿覺得自己脫離現實，不確定自己看到或聽到的是不是真的。精神病患者比其他人更容易傷害自己。然而，根據 2015 年的「改變時刻（Time to Change）」運動（譯註：「改變時刻（Time to Change）」運動是英格蘭的一項心理健康運動，於 2007 年發起，旨在減少與心理健康有關的污名和歧視。），光是在英國，就有超過三分之一的人認為有心理健康問題的人可能會有暴力行為。精神病不會讓你變成「瘋子」；也不會讓你變成「怪胎」。他們既不可怕，也不危險。

污名化難以洗刷，所以照顧好自己更是重要。試著換個角度看看——許多會有負面看法的人並不了解精神病，也非故意要傷害你。

對於其他人來說，這已是根深蒂固的問題，與你無關。記錄自己的想法和感受有助於你面對偏見。如果不管用，請嘗試進行一些創作性活動或動手製作一些作品；不妨從你所經歷的痛苦中尋找創作的靈感去創作一些作品，以幫助你繼續往前。如果可以的話，試著和你信任的人談談這段經歷。我將在第七章更詳細地討論如何正視和面對污名和偏見的問題。

雙相情緒障礙症的憂鬱與幻聽

在憂鬱時出現的幻聽總令人毛骨悚然。通常那股聲音會很清晰且簡潔有力，感覺與我自己的思維完全分離。

某天晚上，我下班正要走回家。我住在靠近一條熱鬧的街道旁，街上皆是商店與來回穿梭的人群。我幾乎每天都會經過這條繁華的街道，通常不會使我感到任何的恐懼。天黑了，路上車水馬龍。我聽到一個聲音從我身後傳來。它用一種充滿惡意的語氣說道：「我要把你綁起來，強姦你這個婊子。」

回頭一看，一個人也沒有。我開始感到害怕，並左顧右盼了一下。離我最近的人根本無法發出如此靠近且清楚的聲音。我的腳步繼續往前，此時一位女士從我身邊走過時，我嚇了一大跳。我能感覺到心臟在胸腔裡快速跳動。這份震驚和擔憂使我感到一陣噁心。我真的很確定有人正威脅著我，我深信一定有人在我背後。我幻想一個穿著帽T的人說了那句話後就從我身邊走過。當我快到家時，我嚇得渾身發抖。我不想發神經，也不想讓自己太失控，但我卻無法對聽到的聲音給予任何回應。我不想讓我的伴侶認為我瘋了，並抱以異樣的眼光。對自己感到恐懼，或者會有聲音控制我的行為。

光想到這些可怕的侵入感，我感覺自己的心受到嚴重的侵蝕與驚恐。

我的腳步繼續走著，但這些想法卻也在腦中縈繞著。當我回到家時，我告訴吉米發生了什麼事。他堅持要我報警，他不願就此善罷甘休。而我仍然處於困惑、否認和恐懼之中。重點不在於這件事是否為真，而是對我來說就是真的。一個殘忍惡毒的人侵入了我的心，彷彿我的心被搶走了。我覺得受到侵犯，但罪魁禍首卻是我自己。

那隻貓

我一個人在家坐在沙發上看電視。我當下憂鬱到根本無法工作。我的世界壓得我喘不過氣，無法面對。我感到煩躁易怒，所有人事物都會使我大驚小怪。突然間，不知從哪傳來了一隻貓的叫聲。貓叫聲聽來響亮且不停息。聲響彷彿瞬間從四面八方傳來。但是我根本沒有養貓。我決定忽視它，這肯定是從窗外傳來的。鄰居通常會在門口餵食野貓，所以這肯定是因為牠們在喊著討食物吃。因此，我提高電視的音量，並試著忽視那個貓叫聲。但是貓叫聲怎樣都不打算停息。10 分鐘過去、20 分鐘過去了。

「這貓到底有什麼毛病啊！」

我看向窗戶外，但卻不見任何貓的蹤影。我再也受不了那永不停止的叫聲了。這貓叫聲聽起來彷彿那隻貓正在痛苦地掙扎著，令人心煩意亂。我感到內心湧起一陣惱怒。我無法擺脫這個叫聲，也非常擔心是否真有一隻動物受傷了。

我又看向窗戶外面，天正下著大雨，雨大到能在一秒內讓你全身濕透。但這無法阻止無所不在的叫聲對我的侵犯，所以我仍打算穿好鞋出門。因為我無法忍受，我需要知道這隻貓在哪裡。為了讓我恢復理智，我得找到那隻貓並且幫助牠，讓牠不要再叫了。

我穿好襪子、牛仔褲和 T 恤快步走到外面。貓不在前廊，也不在鄰居的門廊。我到處尋找牠的蹤影。我們窗外的灌木叢通常是貓藏身的好地方。我跪在地上，在灌木叢中翻找著。又濕又泥濘的灌木叢浸濕我的 T 恤和牛仔褲。貓卻不在那裡。

「怎麼可能不在這裡！」

我仍聽得到貓叫聲，但卻不知道叫聲從哪裡來。貓叫聲環繞在我耳邊，彷彿像是戴著耳機在聽一樣。那貓叫聲聽起來離我很近。

我決定要去更遠的地方找。我找遍了整條街，街上停滿了車。某個人從我身邊走過，而我低頭看著我的腳。粉紅色襪子被泥土和雨水染成了灰褐色。當我發覺自己得檢查每輛停放在路邊的汽車時，我的心沉了下來。

我開始移動腳步，匆忙地走在街上。顫抖的雙腳在街上徘徊數次。我停下來查看車底，徒勞地冀望能有一隻貓盯著我看，但什麼動物也沒有。我當下整個人都凍僵得顫抖著。我的頭髮被雨淋濕了。這一切太荒謬了。我在做什麼？我看起來像一個在傾盆大雨中沒有穿鞋或外套的瘋女人，正瘋狂地在每輛車底下找東找西。以防萬一，我覺得需要檢查一下後院。我檢查了，然後一無所獲。最後我放棄了。我得脫掉身上的濕衣服。當我上樓換了衣服，那貓叫聲也跟著我上樓。

「他媽的給我閉嘴！」

我要怎樣才能擺脫這叫聲呢？我回到客廳並再次提高電視音量。兩個小時！足足叫了兩個小時！我的怒氣已經衝至天際了。我準備朝窗外扔一把椅子過去。儘管我的憤怒持續上升，而我卻束手無策。

突然間貓叫聲停了，我鬆了一口氣，但早已被搞得狼狽不堪。

為什麼我非得知道那隻貓在哪裡呢？

當時我尚未向身邊的人提及精神病的事情，唯一知道的人是我的心理醫生。我真的很希望那隻貓是真實存在的。我不想聽見任何聲音，不想承認我是真的生病了，也不想面對現實。精神病成了我生活中的一部分，這使我聽到別人聽不到的聲音。

雙相情緒障礙症的狂躁症狀與幻聽

我不只在憂鬱時會出現幻聽，當我狂躁發作時，同樣也會。即使狂躁使我欣喜若狂，狀態前所未有地良好。

那本書

大學時，我沉迷於寫小說。第一個學期，學生之間每天都會挑戰每天寫 500 個字。我接受了這個挑戰，並埋首寫作。我會與自己對話並設計故事情節。

我記得在青少年時期，當我在臥室裡，或是單獨在家時，都會突然響起一個聲音。當我狂躁時，我已經開始蠢蠢欲動要迎接任何

事情了。我覺得自己就像一個火種，只需要最小的火花就能點燃熊熊烈火——這火若非令人歇斯底里，便是使人暴怒的怒火。有時只要一點聲音就能碰出火花。那些聲音便開始與我對話。那些聲音彷彿就像真實存在的人物一樣，隨時準備好要帶我飛向天際。此時，他們被困在狂躁的迷霧之中，使他們說的話模糊不清。我只聽得到一些片段的內容，但突然之間，這些聲音變得清晰，我很高興能與他們相見。

我就像連絡上失聯好幾年的朋友一樣激動地跑下樓。我或許會開始繞著屋子跑，如同一個吃太多糖果甜點的小孩一樣。我活力充沛地期待著某個人回來，好讓我可以開心地對他說上三天三夜。我真的好想分享發生在身上的事情。我的家人和朋友總會一頭霧水地看著我。總有一些東西讓我無法解釋為什麼我如此興奮。某種程度我也知道與腦中的聲音進行如此豐富而充實的對談是不健康的。

回到大學後，我又繼續開始寫書了。我不知道是怎麼了，但隨著時間過去，書中的角色竟說起話來了。我們會互相交談。不知道是不是因為那個聲音早已出現並且會跟我聊天，以讓我在書中把它具象化？我仍然無法確定。我們不會只談論書中陸續會出現的話題。我們是無話不談的。他有著與我不同的個性，在我心中根深蒂固，即使我從未完成這本正在寫的書，聲音仍然存在。在我的生活中有這樣一個療癒的聲音，使我發笑，幫助我適應新環境，所以我從不怨恨它。它讓我有自信去認識其他人，找到男朋友，享受生活。

我從來沒有談過這件事，也從來沒有把它寫下來。這寫起來太尷尬了。尷尬的是這個聲音幾乎就像我心裡所創造的一個真實而完整的人。

我是無敵的！

這幾年以來，我耳裡的那生動且活力充沛的聲音聽起來是如此的逼真，彷彿已成我的閨蜜摯友了。他們會鼓勵我並給我信心往前邁進。他們讓我覺得我無所不能。那個聲音會不停地跟我說話。這是狂躁症的好處之一。我很樂意與這種症狀共存一生，這可能還會使人上癮呢。有誰不想信手拈來皆靈感和擁有嘗試任何事情的信心呢？問題是，好花不常開，好景不常在。

對我來說，精神病儼然成了更有害的東西。那些光滑的邊緣會立即長出鋸齒並傷害我。鋸齒的利牙會以妄想來呈現。妄想指的是你有一個不可能成真的意念，也沒有證據能證實這個意念，但你仍然深信不已。這個反覆出現的意念指的是「我是刀槍不入的」，而我真的相信我是無敵的。

相信自己刀槍不入的意念很快就會帶來危險，在這種心態下，我漸漸有走路不看路的習慣。我錯以為汽車絕對會為我停下來。我了不起到大家都得讓路，一根汗毛也不能動到我。我的字典裡沒有「受傷」這個詞，因為有某種無形的力量保護著我。我也相信，就算我被撞到（在我看來，這當然是幾乎不可能的），也不會受傷。我已經記不清有過幾次這種「類車禍事件」。人們對我咆哮，要我滾開；我的伴侶在危急之際救我一命。我曾被撞過兩次。不知何故，這兩次我都只有擦傷和瘀傷。這更加助長了妄想的惡化，因為這似乎可以證明我的意念是正確的。我真的非常幸運，至今從未受到嚴重的傷害。

隱瞞與否認

這些年來我不曾透露過自己有幻聽的事。長久以來我始終認為這沒什麼大不了的。至少我就是這樣說服自己了。幾年前，出於某種原因，我決定好好處理精神病的問題。我認為有一些事情困擾著我，這對我來說可能會是問題。

當我看完這一連串的症狀項目時，我哭了起來。我無法相信自己居然是這個樣子。上頭清清楚楚列出來的症狀，我都有份。事實再明顯不過，但我拒絕認清事實。這些年來不斷地對自己撒謊。

眼淚潸潸流下，我多年前早就知道的事實過去以來一直被藏在內心深處，永不見天日。

我頓時感到一陣慌亂和恐懼。我要怎麼對任何人提起這件事？要是告訴任何人我能聽到莫名的吼叫聲，他們肯定以為我瘋了。我試過找人談談，但似乎永遠無法表達感受，或承認自己的問題。在這樣的狀態之下，你該如何啟口呢？

最後，我決定告訴我的伴侶，吉米。我們已經交往五年了，是他幫助我度過我那段崩潰的日子，以及整個診斷和治療的過程。如果要說有誰可以包容這樣的我，那肯定非他莫屬。我字字斟酌、不急不徐地向他傾訴。他不確定要怎麼面對這件事，一開始他試著想要同理我的狀況，他提到自己曾做過的怪事。

我很生氣。我要的不是他的同理心，因為我知道他永遠不會完全理解。我不需要他百分之百地懂我。我只想知道他還是會在我身邊，陪我度過這個難關。

他不滿我瞞著他承受這些煎熬這麼多年。但他並不是生氣，而是心煩意亂和對我的擔憂。我的確沒有告訴他我聽得到那些煩人且

充滿惡意的聲音。最終我們撐過來了。事實上，這也讓我們的感情更加牢固。這也讓我振作起來。承認這些聲音的存在讓我如釋重負且感到快樂。

在吉米之後，媽媽和爸爸也知道我的狀況。要在他們面前說出口並非易事，所以我決定把要說的話寫下來。當我把寫的東西拿給他們時實在令人煎熬不已。我就在他們身邊，陪著他們讀了一遍。途中我能感覺到內心湧現的壓力，胸口傳來一陣劇痛。他們沉默了好一會兒。我可以從他們眼裡看見恐懼和痛苦。他們的恐懼並非針對我，而是對我的萬分擔憂。他們沒有多問什麼。媽媽只說他們有想過我可能出事了。我對此十分驚訝。儘管我們至始至今感情都非常好，他們卻從未向我提起過這件事。我想他們一直在等我準備好來告訴他們實情。他們就這麼接受了。

儘管忐忑不安但還是決定將這封信發布在我的部落格上，並在社群媒體上分享。我收到有不同的回應。許多回應都是關於我是多麼勇敢地分享我的經歷。但不應該是這樣，「坦承」罹患一種疾病不需要有勇氣，也不應該受到欽佩。我不需要被說是勇敢的。

你該如何處理精神病的狀態？

· **告訴你身邊的人**。鋌而走險和魯莽的行為可能是你正在經歷妄想症狀。如果發生這種情況，你需要讓身邊的人知道你現在需要幫助。跟他們談談那些需要留意的徵兆，以便他們準備好來幫助你。

· **理性思考**。我知道這不容易，但你可以學著去處理精神病所致的幻覺。告訴自己，聲音 / 圖像 / 感覺是無法傷害你的。

你比他們還要強大。當你情緒低落，而那些惡毒的聲音嚇到你時，請試著在腦中將其合理化。好好地審視自我：是的，這很嚇人，但我知道這是怎麼一回事。這種感覺真的很逼真，但卻完全無法傷我任何一根汗毛。就跟恐慌發作的人一樣，死不了人的。同樣的，你可以告訴自己不會有什麼壞事發生。

- **找事情讓自己分心。** 如果你獨自在家出現幻聽，試著找個人跟你說說話。打給朋友請他們跟你聊天。聊什麼都好，內容不是重點。這麼做是為了讓你自己分心。如果找不到人聊天，試著做一些需要創意的活動，例如繪畫、素描或寫作，或者任何手作或修補東西的事情都可以幫助你回到現實之中，並讓你不要在意幻聽到的內容。

- **認清現實。** 簡言之就是讓自己更意識到現實狀態。你可以透過一些你會樂在其中的活動來讓自己回到現實生活。這可以是園藝、烹飪、工藝或任何手作活動。運用你的雙手去創造一件物品，可以讓你更容易感受到身邊的世界。

- **出門走走。** 我是認真的。到一些充滿綠意的地方，如公園和花園，藉以讓自己接觸周圍的人事物。當你投入其中時，便能更融入現實世界中。

- **回應那些聲音。** 有些人發現回應那些幻聽之音是有幫助的。如果那些聲音懼怕你，就跟他們說：「給我滾開！」或「你是嚇不倒我的」，這便能幫助你去面對它。主動回應那些幻聽才能知己知彼，百戰百勝。

- **好好規劃。** 當你狀態良好，好好列出一個計劃，讓其他人知道如何幫助你度過精神病的狀態。這可以是一些派得上用場的電話號碼（包括在本書末所提供的專線）、建議，或是讓

你能恢復冷靜與理性的話語。

- **分享你的經歷**。你也許會發現與其他病友分享你的經歷也很有幫助。這能幫助你學習接受這些經歷，以及如何處理這些狀況的方法。

有什麼誘發因素和警訊嗎？

精神病大多會在重度狂躁或憂鬱時出現。這就像在途中就會突然發作一樣。如同狂躁症中的過度消費，或是憂鬱症中的絕望感，精神病其實也可以做為狂躁症或憂鬱症的症狀之一。如果你知道憂鬱和狂躁的誘因，那麼這有可能也會引發精神病。生活事件、壓力、飲食、酒精和睡眠等常見的因素都可能成為誘因。某些事情可能會使精神病變得更嚴重，所以你要避免這些誘因。有時候甚至只是提到精神病就會是一個誘因。與雙相情緒障礙症共存的我們都知道大腦成事不足敗事有餘，有時只會做一些毫無助益的事情！如果你發現自己可能會因為別人拋出的問題而發作的話，請告訴他們你現在不想談這些事，或者試著扯開話題。

當你明白什麼誘因會使你發作，而什麼誘因會讓你更加惡化時，你就能做出務實地改變。著重在那些曾經派上用場的方法，並加以妥善運用。掌握你自己的警訊，我們才能真正找到憂鬱或狂躁症發作的蛛絲馬跡。

如何治療？

　　醫生也許會採用認知行為治療（著重在我們處理思想和感受的方式）來幫助你處理往後的精神病發作。

　　醫生也可能開給你抗精神病藥和情緒穩定劑等藥物。如果你是第一次精神病發作，你的藥物可能需要再調整。

　　家庭治療可以幫助你身邊的人了解精神病。

　　藝術治療能幫助我們用創意的方式表達自己的感受。不論是透過繪畫或其他創意活動，這類型的治療適用於那些難以表達自我狀況的患者。

第 6 章

當生活停滯不前時：
關係、工作和日常生活的調整

　　毫無壓力或承諾地生活在虛幻中是不可能的，你很難避免所有可能導致雙相情緒障礙症發作的誘因。生活有時會賞你一巴掌，把你擊倒在地。這可能讓我們陷入憂鬱或反覆的輕躁或狂躁發作。有時我們可以度過這些難關期，但有時卻覺得自己好像在穿越泥淖一樣，可能會寸步難行。那麼，我們如何同時兼顧社交生活、工作、家庭、興趣嗜好，並處理好雙相情緒障礙症呢？嗯，這並不容易，事實上有時我們就是得有所調整。我們也不必感到痛苦和壓力，從中取得平衡並妥善地調整生活並非天方夜譚。

何謂高功能和低功能表現？

- 高功能表現是指你與雙相情緒障礙症共存的狀態下，能夠工作、外出社交並照顧自己的生活起居。
- 反之則為低功能表現。雙相情緒障礙症會阻礙你保持正常的狀態去工作、整理家裡或注意身體健康。

　　每個人都會在某些時刻經歷過高功能或低功能表現的狀態。如果你能處理得好，請務必照著你成功維持的生活方式繼續下去。如果你現在正處於水深火熱之際，亦無須擔心這會持續一輩子。

　　我真的不喜歡用「高」或「低」去定義。原因如下：

　　首先，這不符合雙相情緒障礙症的診斷。許多患者的身體功能表現其實會隨著不同的時間和活動而有所變化。多年來，我能處理和應對的狀況每一週都不一樣，有時甚至在每一天就會有大起大落的變化。雙相情緒障礙症會讓你在某些時候處於很高的功能表現。你能出門見見親朋好友；你可以自己做飯、照顧自己並完成你清單上的所有事情，想做什麼就做什麼。當我們在某時候處於低功能表現時，你可能正處於狂躁或輕躁之中，使我們暴躁且不理性、容易衝動行事，讓自己陷入危險之中。這可能使我們憂鬱，整日臥床不起，邋遢度日，甚至想要輕生。這些狀態到處都顯示我們病了，儘管我們看似有在設法解決。

每個人都有他們在生活中表現突出的領域。有些人偏學術研究，有些人有創造力，有些人更善於與人相處，雙相情緒障礙症也一樣。我們之中的一些人可以應付全職工作，但在家庭生活卻會受到影響。其他人可能會發現與人社交輕而易舉，但卻會因工作太多無法處理而筋疲力盡。

　　這可能會改變親朋好友與同事對我們的看法。許多人只看見你奇怪的行為舉止。如果你能控制得住自己一次，外人可能會以為你可以一直這樣控制得宜，甚至問你為什麼不能一直保持正常呢？對雙相情緒障礙症患者而言，要保持正常並不容易。他們可能會因此在人際關係上出現困難，並增加容易致病的壓力。

　　當你在眾人面前保有「高功能表現」時，可能也會為你帶來麻煩。因為這通常表示當你無法言行一致或無法給予他們情感上的支持時，人們會怪罪於你。他們沒有意識到你已經用盡所有的力氣只為了維持一個人設——沒有什麼可以讓你陷入困境。這些努力得維持住的事情只會愈來愈多，而當你一不小心，你就會感覺到自己正在慢慢走向崩潰。人們不明白你其實得同時做到控制雙相情緒障礙症的病情和你生活的一切。

　　我大部分時候的樣子也許就是所謂的「高功能表現」。當我憂鬱時，我總會給出甜美且熱情的微笑、開心地與親友談笑風生。晚上我可能會出去找樂子（是的，令人驚恐的是你可以帶著雙相情緒障礙症的狀態出去享受生活）！我也會去上班，盡我所能地把工作做好。當我輕躁發作時，我會以某種方式設法去控制住症狀，而不致於造成衝動或憤怒地發飆。當我出現幻聽時，我甚至努力地撐完輪班工作。你可能認為我會為此感到自豪。其實還真覺得有點厲害。

　　我還曾經發生過因為重度憂鬱或狂躁發作而使人設逐漸走向崩

壞的狀況。我不是唯一一個遇到這個狀況的人。一直保持這種正向且健康的面孔實在令人筋疲力盡，而你最終也會無力支撐。我們並不是真的打算這樣做，這可能是我們多年來建立的韌性，或者我們只是擅於偽裝。可以肯定的是，這不是最健康的應對方式。如果你看起來控制得很好，但實際上卻不然，我會說：

- **別害怕展現真實的自己。**我們需要學習接受脆弱的自己並將其表現出來。這並不是一件丟臉的事。在某人面前表現真實的自己可能深化你們的感情。時常把自己藏在面具背後是令人身心俱疲的，而且總有一天一定會慘遭滑鐵盧，人們終會瞥見面具背後的樣貌。如果人們意識到我們在隱藏真實的自己，他們可能會消極以對。他們可能會因為你無法向他們展現真實的自己而感到被冒犯或失望。

- **別設下你無法達成的目標。**問問自己：我想做的事情是務實可行的嗎？我會為了達成這個目標而讓自己燃燒殆盡甚至發病嗎？如果沒有達成目標，我會對自己感到失望嗎？如果答案為是，那就不值得我們埋首於此。同樣地，事必躬親、不知道做到什麼程度該停手亦然。即便你的目標很務實，但要是你不斷地增加更多的目標，可能會壓得你喘不過氣。我們的首要之務應該要持續保持良好且穩定的狀態。

- **所有人都會有身心煎熬的時候。**無論我們是否願意承認，每個人在內心深處都可能因為某種因素而有所煎熬。表面上看似整頓好自己的態勢其實只是假象。某種程度上，每個人都有一個他們想要維持的人設。儘管事實上，雙相情緒障礙症患者會讓自己更容易陷入煎熬。但是每個人其實也會有某段時期出現精神或身體上的煎熬，甚至也會身心皆疲。

- **這並不表示你很脆弱。** 即便我們狀態不好，不代表這就會使我們心態軟弱。事實上，我們不得不去設法擁有適應的能力並學習各種應付狀況的新方法。經歷憂鬱症的艱難時期，並度過難關，這顯示雙相情感障礙症患者的堅強性格。儘管患有精神疾病，但卻仍好好地生活，這便是我們的強大。

工作

雙相情緒障礙症會影響許多層面。它會因時間、狀況和個人的不同而產生不同的作用。

我在幾年前曾經精神崩潰。當時我有一份全職工作，在地方議會擔任家訪社工。這意味著我代表著一個兒童服務中心，為當地社區的弱勢家庭提供支持。這是一項繁忙的工作，職責範圍很廣。我為孩子和他們的父母舉辦活動，舉辦產後照顧小組、兒童行為管理課程和嬰兒按摩課程，並在一對一的原則下為父母提供支持。我熱愛我的工作。我覺得我在為社會付出貢獻，幫助他人。

但隨著自己的崩潰，讓我無法面對生活。當我因病情沒有好轉而決定辭職時，我已經請了六個月的病假。後來我就被診斷出患有雙相情緒障礙症。即使我得到了一個明確的診斷，我也已經失去了所有的信心，認為再也無法重返照護的領域工作。加上六個月的病假，我已失業將近兩年。我因此備受打擊，因為這份工作成就了我，日復一日的辛勤工作曾令我感到無比自豪。

我最後還是覺得該找工作了。我需要一個平和且無壓力的工作。一份可以輪班且請假無後顧之憂的工作，當我回到家時不用再為工作操心。我找到了一份在一家自營咖啡店的工作，而這正是我

所需要的。這份工作幾乎不須扛任何責任，我不需要半夜去處理其他家庭和孩童的狀況。我在那裡工作了兩年半。我覺得是時候改變了，於是轉到另一家咖啡店去工作。但其實我不想再做咖啡店的工作了。

儘管這份工作沒有壓力，但我還是深受雙相情緒障礙症之苦。每隔一個月，我就會發現自己病到無法工作，不得不請假。我開始意識到一份全職的工作量，或是轉兼職減少工時都仍然還是太多了。疲倦是讓我狂躁和憂鬱發作的誘因。我很頑固，就算已經滿是瘡痍了還是會繼續撐下去。而這就是一種誘因。當我生病時，我需要時間來恢復，但我卻還是一直想要撐過去，並在工作時隱藏好自己的問題。這對我的健康有害，進而使我發病。雙相情緒障礙症是一種嚴重的疾病，我需要花時間照顧自己。由此可見，再過不久我就得辭職了。

要是在五年前，我絕不會做出這樣的決定。當時我太自負，太重視工作了。我現在意識到，這樣做只會損害我的健康。如今，我是一名自由撰稿人。這意味著我可以決定工作的時間和內容。為了健康，我已經減少了工作量。但我仍然在為沒有穩定的工作而痛苦掙扎。我腦中有個聲音說我就是一個失敗者，是一個可悲的魯蛇。我盡可能不去在意，我知道我可能永遠與朝九晚五的工作無緣，或者無法再從事全職輪班的工作。但我正在慢慢接受這一點，並且平常心看待。一切以健康為優先。我希望能夠長期保持穩定並享受我的生活，甚至某一天我能生個孩子，畢竟我是如此用心在管理我的心理健康。

直到你停工才意識到有多少人在背後談論你的工作。比如你正在參加一個聚會。當你開始與某人交談，就肯定會被問一些不可避

免的問題。因為對方想了解你，出於某種原因，他們會問：「所以你是做什麼的？」、「你現在在哪高就？」

這些都是具誘導性的問題。那股恐懼感又開始蔓延到你身上。接著你發現自己在為不工作找藉口：**「我還在找工作。」**

如果你是因為心理因素才無法工作，那為什麼你要覺得丟臉呢？這表示你很嚴謹地看待自己的健康，避免讓自己陷入危險之中。生命永遠比工作更重要。工作不需要成為你的一切。如果你發現自己完全無法工作，那表示你已經病得太久了。必須放棄工作，也不需為此感到羞愧。生命中還有許多事情可以證明你的價值：如嗜好、熱情、性格等等。

我每次都會誠實以對。我他媽的才不管他們的感受，也不管他們可能聽到雙相情緒障礙症會感到不自在。如果有人想了解真正的我，那麼他們就非得了解我有精神疾病。我就是得到一種嚴重到讓我無法工作的疾病。如果我說謊，那只會傷害我的自尊心。如果我不誠實，那只是有害無益。

要做到如此誠實的程度並不容易，我知道許多人不太想要提及自己的隱疾，害怕別人閒言閒語。如果有人因為你的病和無法工作的狀態說三道四，那他們根本不配知道你的故事。他們不值得你花時間去深交。你越坦白，就越容易交到朋友。有越多人知道這些辛酸血淚，他們的心態就越開放且包容。

我們都需要錢，對吧？當我們生病時，我們不會一直都靠別人來救濟。因此，我們該如何讓工作變得稍微簡單一些呢？

- **找到你的平衡點。** 保持工作與生活平衡對於控制雙相情緒障礙症的病情是不可或缺的。任何可以讓你在晚上和週末獲得放鬆的活動都去做。工作就只是工作而已。不需要讓工作主導你的生活。我們都需要休息和放鬆。

- **申請工作調整。** 如果你在工作中遇到困難，可以詢問你的人事部門申請「合理工作調整」。這可能是彈性的工作時間，或是可以在家工作，或者與你的上司定期報告工作進度。

- **學會關機。** 因為無法與外界聯絡而感到焦慮，或是覺得有些工作的信需要寄出，這些事只會讓你感到壓力。我們知道壓力是雙相情緒障礙症的主要誘因。將你的通勤時間做為讓自己關機的好時機。收聽你最喜歡的專輯或播客；看書、打電話跟朋友聊天。基本上，你只需要做任何跟工作無關的事情。

- **好好休假。** 不要屈服於生病還得繼續工作的壓力。當你的工作有截止日期、有業績壓力或有一個依賴你的團隊時，便很容易跳入這個陷阱。推掉這些工作，如果病情嚴重，任何情況都會變得糟糕十倍，當你回到工作崗位上時，你只會遇到更加緊繃的狀況。

學業

雙相情緒障礙症會妨礙學習，不利於我們的學業。

如果你是在大學時期被確診，最好問問學校是否可以讓你延後入學，好讓你先停學休息一陣子。如果你真的需要照顧自己的健康，請不要因為延後一年入學而感到難堪。

　　在大學期間住在家裡或與閨蜜好友住在一起也許會比較好。離家外宿表示你會失去支持你的所有人事物，並且中斷你原有的日常作息。離家學習和外宿生活可能會帶來巨大的動盪、壓力和焦慮，甚至可能引發憂鬱或輕躁／狂躁發作。尤其當你忙於社交、聚會和酗酒時，情緒崩潰的風險會更大。

　　我在 2004 年在巴斯（Bath）上大學，主修創意寫作。因此我得離開遠在雷丁（Reading）的家。我住在大學的宿舍，改辦了原有的日常作息，也遠離了支持我的人事物。我很快地開始感到很不舒服。起初是好幾個月的狂躁發作，到了第二學期，我已經筋疲力盡、情緒低落。

　　我無力負荷課程與兼差工作，所以我兩邊都去不成了。我試著想要去上創意寫作課，但卻病情使我難以參與課程中的團體工作。頓時所有自信彷彿從我身上被抽得一乾二淨，而我原有的活潑性格現在卻消失無蹤。

　　我的外表和舉止變得連自己都認不出來。我不再化妝，也不在乎連續三天都穿著同樣的寬鬆 T 恤和牛仔褲。我不再是那個活潑開朗的自己了。我彷彿被之前那個曾經出現的自己所取代，那是一個沉悶、毫無生氣的自己。我會獨自在校園裡漫無目的地遊蕩，試圖找到做其他事情的動力。我們的學校很美，它就坐落在巴斯的一個小山丘上。我會沿著湖邊散步，無視周圍如畫的風景，只是反覆地把一隻腳放在另一隻腳前面，試圖打發時間，好讓我有正當理由去睡覺。在散步時我會低著頭，從不與其他人有眼神交流，因為我很

害怕抬頭遇到認識的人，就得跟他聊些什麼。

朋友們會上門來找我，並強迫我和他們一起出去。於是我開始坐在黑暗的房間裡，拉上窗簾。我會戴著耳機聽著筆電播放的音樂和看電視節目，這樣就沒人知道我在哪裡。我此時正處於恐慌發作的狀態。我會在浴缸裡坐上幾個小時，試圖控制自己的呼吸，希望熱氣能不知不覺地消除我的不適。我整個人陷入在孤獨之中。

之後我已經害怕到不敢離開房門一步。外面的世界彷彿是一場惡夢。我害怕所有一切事物。我知道如果我走到走廊上，就會有生命危險，我的生活變得殘酷和混亂。我會坐著茶不思飯不想。我曾花了五分鐘走到校園裡一家小書局──這趟路讓我筋疲力盡，已經超出了我過去經歷的任何事情。以前憂鬱的時候我有家人的支持，在家裡我感到安心且安全。現在我感覺像是沒穿衣服似地困在一間房間裡，毫無一絲安全感可言。

我在第二學期末決定休學了。我覺得自己很失敗，對憂鬱症復發感到非常的沮喪。

然而這非都是壞事。後來，我完成了幼保照護的長期實習。我得到的幫助簡直好到令人難以置信。我變得有時間接受治療，也得以和我的講師定期進行一對一的對談，並在我身體不適時得以延後課程作業的繳交。

學業不需要變得如此負面，我在大學的經驗也只不過是我自己的經歷。只要有適當的支持，還是可能保有正向的學習經歷。如果你告知學校你被診斷患有雙相情緒障礙症，便可望獲得額外的學業支持。有需多許多主動且務實的步驟是你可以嘗試的：

・請求一對一的關懷與協助。

- 與你的講師規劃定期會談，以便討論你的狀況以及可能需要的額外協助。
- 如果你有專注力的問題，向講師請求延長測驗或考試的時間。
- 請別人幫你在課堂上抄寫筆記。
- 請求課堂錄音或錄影
- 製作字卡來幫助自己提高專注力。

家人與朋友

我們先從感情開始談

　　有時每個人的感情都會遇到困難，但當你罹患雙相情緒障礙症時，狀況只會更加艱難。在診斷出雙相情緒障礙症之前，我的每段感情都為此受到影響。我發現歷任伴侶都很難跟我相處。我的行為反覆無常，捉摸不定。某任男友甚至對我說：**「我真的不了解你。我從來不知道眼前的凱蒂到底是哪個凱蒂？」**

　　在 20 歲以前，我從沒認真談過一場戀愛。我在某個晚上遇到某個人，然後就在一起了。首先我要說，這真的很棒。我們在一起玩得很開心，也都迫不及待地想見到彼此。我們會去餐廳約會，或者去夜店跳舞，直到凌晨。

　　隨著我們關係的發展，我們開始一起去鄉村旅行。我們很開心，但並沒有持續多久。他告訴我，他再也無法應付我不可預測的心情了。分手時，他告訴我：**「我無法繼續下去了。跟你在一起很累。」**

他接著說他喜歡和我在一起，但無法忽視我過度的憤怒和偏執。他說我變了。待在我身邊一點都不好玩，讓他很失望。他想要一段輕鬆的關係。我太緊繃，管得太多了。

不久我在網路上跟某個人聊得很來，很快地我又投入下一段感情了。這是一段遠距離戀愛，但我們成功了。我喜歡她的幽默和充滿活力的個性。但突然間，或者至少對我來說，她似乎對我的喋喋不休、我的憤怒和不專心感到惱火。所有這一切都歸咎於我騰不出時間去規劃與她見面的旅行。我不曉得這有什麼大不了的，認為她反應過度。她告訴我，我們當朋友就好了。

在這些失敗的感情之後，我意識到他們都因為我的行為舉止而決定跟我分手。我開始認為自己是有缺陷且不完整的。我覺得自己好像注定只能有速食愛情，當他們意識到我很難相處時，這段感情也就告吹了。

然後，我遇見了吉米。我們是在網路上認識的，之後開始透過電話聊天。最後我們決定見面了。見面那一天我們就約了兩次會。我們有一樣的怪癖，在音樂和文學方面也有相似的品味，所以我們在一起了。我們的個性迥異，完全相反，但卻沒有失敗。在他鎮定自若的個性之下，我學會了更有耐心一點。我也告訴他對自己要更有信心，減少社交上的尷尬。當雙相情緒障礙症讓一切變得棘手時，他沒有退縮，反而粘在我身邊。在我生命中最困難的時候，他一直陪在我身邊。當我崩潰而得離開我夢想的工作時；當我被診斷出患有雙相情緒障礙症時；當我狂躁、失控和憤怒時；當我有自殺傾向時，他都能從容應對這一切，並保有滿滿的同理心和關懷。

現在我們已經交往 11 年了，結婚也已經 5 年了。我爸爸在我們婚禮上的致詞中提到了他，當時他說吉米是：「**一位真正的紳士。**」

從中我學會：一段感情不能只靠我自己。當你患有雙相情緒障礙症時，你還是有機會與某人建立健康、長期的感情關係。我就是證據。當然這並非易事，但永遠不要屈就於不了解你病情的人。你值得被關心和被愛。

要如何維繫一段感情？

· **要誠實**。誠實面對你的感覺，包括面對雙相情緒障礙症以及你的感情發展。我真心相信誠實以對才是維繫感情的不二法門。如果你正處於煎熬的時期，請不要隱瞞。當不舒服時有人惹怒你，你也要直接讓他們知道。讓他們知道這些行為或言語會對你傷害有多大，也要告訴他們要對此加以改正，並在往後避免再重蹈覆轍，如此才能深化你們的伴侶關係。

· **保持開放**。我的意思是你們要好好地審視彼此。探索自己的感受並鼓勵你的伴侶也一起加入。當兩邊都在開放接納的態度時，你們會更了解彼此。鼓勵你的伴侶以敞開心胸去理解雙相情緒障礙症對於你們的影響，以及該如何相互扶持。這指的是要保有開放的心態。當雙方都能開放地去看待雙相情緒障礙症會影響這段感情的事實時，這促使你們去面對這個問題，並提出有效的補救措施。

· **多溝通**。溝通、了解對方的想法，對於維繫好你們的感情是至關重要的。感情很容易淪為日常生活的理所當然，各自做自己的事情而忽視溝通的重要。請放下手機、關掉電視、開始跟彼此說話。即便只是分享微不足道的擔憂也很重要。自己想說的沒有被聽到，或者覺得對方沒有時間陪你，都會引

發埋怨。如果有心事不說,哪怕是一個小小的抱怨會變得驚天動地的大事。

- **為彼此保留一小段時間。** 養成時常溝通的習慣並保有不受打擾的獨處時間,都是相當重要的。儘管只是一起煮一頓飯也好,重要的是表現出你們很願意為彼此保留相處的時間。如果你在發作期間可以做到保有親密的互動,或甚至每天一個擁抱,那也很好。

- **治療。** 尋求治療百益無害。現在已經有針對雙相情感障礙的專門治療,可以幫助伴侶更了解你的病情。如果你不知道怎麼解釋這種疾病,這也許就是個好辦法。不然的話也可以考慮伴侶治療,其能營造一種讓彼此誠實、開放和交談的氛圍。

現在,讓我們來談談家庭關係……

我很幸運。我的家人都很支持我,並陪伴我面對雙相情緒障礙症。我的父母棒極了!我的兄弟們也一直陪在我身邊。

其實是我媽認為我有雙相情緒障礙症的。她比醫生或諮商師還早跟我說有可能是得了這種病。當時,她的工作時常要與一些有行為問題或心理疾病的年輕人相處。她從沒遇過有雙向情緒障礙症的小孩或青少年。然而,一位同事聽了我媽對我的行為描述之後,就提出雙相情緒障礙症的可能性。一開始,我大笑著不當一回事,但這也讓我更留意自己的心情變化,最後也才會寫了我自己的心情日記。

即使我媽媽的職業,或是我爸爸身為一名社工的身分,他們仍然需要很長時間來處理我的確診。如果你的家人沒有遇過精神疾病相關的事情,那麼跟他們解釋何謂雙相情緒障礙症彷彿就像一項不

可能的任務。

要怎麼開口呢？

　　你沒有必要去「出櫃」自己患有雙相情緒障礙症。不幸地是，這真的很難啟齒。因此你該說什麼，或你要怎麼說呢？

- **從一些簡單的描述開始。**告訴家人『雙相情緒障礙症』就是心情會有極端的變化的狀態，這也許會讓你比較容易啟齒，但這還沒完呢。請用符合你狀況的解釋方式，例如我的「故障的電燈開關」譬喻（詳見第三章）。你可以把這個病比喻成雲霄飛車、海浪等意象。譬喻或詳細的描述可以幫助人們專注在一個點上去理解。

　　把這個病分成好幾個部分。憂鬱症可能會比較容易解釋，因為大多數人已經對此略有所聞。解釋狂躁／輕躁症時先說好處，再提壞處。請務必要強調這些症狀會帶給你多少深遠地影響。

　　給幾個之前發生過的例子，告訴他們哪個是憂鬱發作、哪個是狂躁或輕躁症發作。這件事不僅不容易，而且也會讓你顯得情緒化。你會因此感到自己的脆弱，所以你也必須將這個感覺誠實告訴他們。

- **別讓他們誤解。**告訴他們這不只是開心或悲傷如此單純的事情。讓他們知道當你開心時，不代表就一定是輕躁或狂躁症發作；情緒低落或感到厭煩時亦然。他們可能會說：

　　「喔！對，我知道，我之前也是這樣。」你需要解釋清楚這跟他們的所經歷的並不一樣，別把事情想得太簡單。請他

們去想像那種感覺，然後把嚴重度乘上數倍。這並非誇大其實，在狂躁或輕躁發作時幾乎就像喝醉了一樣；而憂鬱症則是會感覺即將世界末日，沒有希望。

- **解釋你的治療方式**。如果你已經在接受治療，告訴他們與其相關的資訊。這能減輕他們的擔憂。當你已經解釋了這種病有多嚴重之後，他們肯定想知道你有沒有去治療！例如你每天會定時服藥，或已在接受諮商治療，或你已同時在接受上述兩種治療方式。

- **讓他們參一腳**。之所以要讓他們一起幫助你去面對病情基於以下幾個理由。首先，他們會比較冷靜地看待你的發作，也會覺得自己有幫上你一些忙。他們會更了解可能發生的症狀。要是他們覺得你發作有部分原因得歸咎於他們，這或許也能幫助他們去處理這些問題。

  帶他們一起去看診或諮商。我固定會帶某個家人去赴診。這對我也有幫助，因為家人通常能在我發覺之前注意到一些行為上的異常。如果我病得很重，在看診時有一個人在身邊可以幫你記下所有醫生給的資訊。如果可以的話，也帶他們一起去互助小組或諮商課程。分享你對雙相情緒障礙症的認識，並隨時讓他們知道你正在面對的狀況。

- **告訴他們如何幫助你**。這是家人想要聽到的。如果他們真的關心你，他們最想聽到要怎麼幫助你。製作一份他們實際上可以如何幫助你的清單細項。告訴他們可以求助的熱線，以及如果病情嚴重的話可以怎麼處理。如此便能卸下你肩上沉重的負擔。知道有家人在背後支持著你會讓你覺得自己並非孤立無援。第九章是專門寫給家人和朋友的，他們能從中得

到一些實用的建議和方法，藉以了解如何幫助你。

　　我發現家人，尤其是父母，他們迫切希望解決你的問題。他們想阻止那些你正在經歷的煎熬。他們想要知道如何讓你再好起來的解方。他們想知道你發病的原因。然而這些問題再再顯示他們要不是病急亂求醫，不然就是沒有答案。我必須得告訴我的父母，他們無法讓我好起來，但他們可以提供協助。多年來，我的父母一直擔心他們是不是犯了什麼錯，以致於讓我變成現在這樣。我必須再三澄清這跟他們沒關係，他們沒有做錯任何事。

　　真的很難向家人坦承年輕時發生的事情導致你罹患雙相情緒障礙症。每個人的狀況都不同，要你坦承一切或許是不切實際的要求。這樣做說不定反而弊大於利，但你真的必須視情做出對你最好的決定，好與諮商師或你信任的人討論。

要是他們不太配合呢？

　　這樣就很棘手了，而且這樣的狀況其實並非罕見。我知道看到自己的家人不想也不願意了解有多麼糟糕。原因可能有幾個：也許他們覺得你的病都是他們的錯，所以得用鞭策你的方式去面對這個問題。也許你從來沒有真正了解過你的家人。他們的想法或信念也許太過時了，不相信雙相情緒障礙症的存在，或者覺得你可以「擺脫它」。

　　上述提及的幾個點只要你想要，也許你還是可以解決的。如果他們夠開放，你可以試著去教育他們。如果你有參加互助小組，也可以邀請他們一起參加。他們也許會學到更多雙相情緒障礙症的事情，並且意識到除了你以外還有其他人有相同的情況。你也可以與

他們分享雙相情緒障礙症的相關文章。

遺憾的是，有時候你就是束手無策。這全看你怎麼面對，他們也許需要時間去理解這件事情。或者你自己也知道要他們懂你是天方夜譚。這的確令人心碎，而在你的生活中有個人可以依靠是極其重要的事。當我們被拒絕或感到孤獨時，壓力會使我們病情惡化。如果你想就這樣生活下去，那也是你的決定。如果他們的看法使你痛苦；如果你和他們在一起的氣氛是令人窒息的，那麼可能是時候得做個了斷，繼續前進了。

這也許聽起來很俗氣：你可以建立屬於自己的家庭。朋友可以成為你的家人。真正的家人會支持你、照顧你、接納你，不管你正在經歷什麼。你不必與他們有血緣或養育關係。在你成年之前，你也許還遇不到可以稱得上家人的人，也許你伴侶的家人實際上更願意支持你，也許你更親近好朋友的家人。告訴這些人關於你家人的情況，並在需要時向他們尋求幫助和支持。家庭有各種形式和樣子，你可以讓自己的家庭看起來更符合你心之所向。

社交生活

社交生活和雙相情緒障礙症能否兼顧，重點在於取得平衡。我是一個需要出去交朋友的人，所以我一直以來都能外向且喜歡出門找朋友串門子。就如我之前說的，社交是面對雙相情緒障礙症的重點之一。

但社交也可能會反咬你一口。當我們處於狂躁或輕躁狀態時，通常會極度渴望出門。此時的你就會有嚴重的錯失恐懼症（fear of missing out，簡稱 FOMO）。一切事物都變得很重要，這就是錯失

恐懼症的症狀之一。因為我們會極度感覺良好，而且想要沉溺其中，欲罷不能。與朋友出門是其中一個會出現的行為。然後是我們在輕躁或狂躁時散發的魅力和自信。我們駕馭所有大小聚會。人們想圍繞在我們身邊，所以他們會邀請我們出去玩。他們知道我們的步調從不停滯。這聽起來挺不賴的，但我們其實是生病了。我們甚至可能還會被利用。人們也許會慫恿我們做更多誇張的事情；也可能讓我們飲酒千杯，或者在不知情的狀況下讓我們服用一些東西。我們可能會把自己置身於危險之中，只為了搏君一笑，或者以為我們是為朋友挺身而出；甚至可能讓我們酒後亂性。最重要的是，這最終會擊垮我們，使我們筋疲力盡。

我們也可能突然變得憂鬱，且狀態糟到寸步難行。我們會不想與人社交，就算做得到也不願意去做。我們經常認為自己讓人們失望而感到內疚。我們會收到一個又一個朋友的邀請，但拒絕是唯一你做得到的事情。或者我們可能覺得無法拒絕別人，即便赴約也幾乎沉默以對，並且躲在角落避而遠之。我們可能擔心朋友會對自己失去興趣，或者因為我們的悶悶不樂而影響心情。我們擔心他們會不喜歡我們，或實際上他們真正喜歡的只是我們的狂躁症行為。

朋友們也許無法理解為何會有這麼大的變化。從狂躁／輕躁症到憂鬱症狀是一個巨大的轉變。這可能會令你的朋友感到不解，因為他們從沒遇過這種事。他們也許認為你是在小題大作、搞怪，想獲取關注，或者只是一個怪胎。他們可能會說：「上週什麼約都有你的份，怎麼這一週你卻一直已讀不回？」

不是我們不回，而是我們真的束手無策了。我們又該怎麼做才能停止這無盡的輪迴呢？

- **放生他們。**別再與那些讓你對自己有罪惡感的朋友來往了。無論你們感情有多好，或認識有多久，這都不表示他們有權去利用你狂躁狀態找樂子，或者在你憂鬱時讓你感到內疚。

- **找到你的同伴。**找到志同道合的人才是明智之舉。不管他們是網友還是現實生活中的朋友。如果跟「朋友」來往還是會感覺孤單，便表示他們根本不了解雙相情緒障礙症。思想開放、富有同情心和關懷的朋友不是信手拈來就找得到的！不過，當你遇到他們時，即使只有幾個閨蜜好友可以讓你依賴，一切也都值得了。請參加你有興趣的社團，如讀書俱樂部、步行或健身和遊戲社團，並且出門結識新朋友！

- **一開始就以開放且誠實的態度來談論自己的狀態。**我不是說就直接在談話中脫口而出，因為這會讓所有人感到違和且尷尬（相信我，我是過來人）。請讓它自然地發生。我們可能都記得與朋友交談時曾出現某個提及雙相情緒障礙症的好機會，但我們卻忍住沒說。後來，我們後悔沒說出口。請把握任何可以說出口的好機會。有一群值得信賴的好朋友，我們比較願意坦承一些我們永遠不會向家人承認的事情。

- **不必為你的病去做一些補償。**我們通常會因為自己的病而感到內疚。當我們拒絕見人，或者在晚上外出時行為異常時，我們覺得好像必須以某種方式予以彌補。如果你做了一些不恰當或粗魯的事情，那麼你當然需要為此道歉。如果你狀態不佳而不能出門，你不需要為此道歉或耿耿於懷。

嗜好與興趣

將有益心理健康的日常嗜好和興趣融入你的生活。尋找具有療效的嗜好，例如手作和創造性活動可以使人平靜且充實。試著找尋需要與人交流的活動，因為這可以幫助你結交朋友並與家人保持聯繫。

生活大事件

雙相情緒障礙症和亢奮情緒不一定每次都能完美地相互配合。雙相情緒障礙症和壓力尤其如此。當這兩種狀況同時發生，你會見證重度狂躁或憂鬱的發作，或者兩種病同時發作。

懷孕和生產

懷孕是人生中的幸福時刻，但也會是一個巨大的壓力來源。患有雙相情緒障礙的人懷孕可能會遭遇許多阻礙。某些藥物可能會導致寶寶先天缺陷，因此某些女性患者會決定在懷孕前或期間逐漸減少用藥；激素變化會讓你的心情產生巨大地影響。其風險甚至會在女性生產後變得更高。根據國家心理健康研究所在 2017 年的研究顯示：

- 有 25% 的女性雙相情緒障礙症患者會有產後憂鬱症。
- 在生產後，有 25% 的女性雙相情緒障礙症患者會有產後（分娩後）精神病。

因此，你在孩子出生後不久生病的機率約為 50%。而且，如果

你的母親或姐妹患有嚴重的產後相關疾病，或者你以前曾發病過，那麼你產後精神疾病的罹患機率也會躍升至 50%。在懷孕前了解這些風險是很重要的，如此你才能對發病有所預防。你也許需要住院治療，或需要住母子病房，這樣你就可以和寶寶一起住院。

備孕可以幫助你找到讓你保持狀態良好的照護方式，或是在你發作時快速獲得幫助。在懷孕前與醫生或心理醫生諮詢便能幫助你了解其中的利弊、治療藥物以及你所在的地區可提供哪些支持。一些專業人士專門研究圍產期（譯註：圍產期是指懷孕 28 週到產後一週分娩前後的重要時期。西方國家會把懷孕 20 週到產後 7 天稱為圍產期。）精神疾病學（對懷孕和分娩的重要影響），你可能會被轉介給特殊的圍產期心理健康團隊或專業助產士。

在現實世界裡，不是每次懷孕都是計畫好的。一旦發現懷孕，盡快獲得協助是非常重要的。如果你正在服藥，請不要停止服用。如果這是你的決定，請取得醫生的許可再逐漸減藥。與你身邊的的人分享懷孕的風險，讓他們為你可能變得萎靡不振的狀況提前做好準備。

即便狀況不太樂觀，罹患雙相情緒障礙症還是有資格生孩子的。只要獲得協助及妥善規劃，你還是能成為優秀的媽媽的。

婚禮

計畫一場婚禮必須幾乎是所有壓力中數一數二高的。幾年前我決定自己去親身體驗。我專心投入在舉辦一場 DIY 婚禮。婚宴會辦在一個穀倉裡，我決定自己做好所有的裝飾品、花束、一切。我的繽趣（譯註：繽趣，Pinterest。是一個網路與手機的應用程式，可以讓使用者利用其平台作為個人創意及專案工作所需的視覺探索工具，

同時也有人把它視為一個圖片分享類的社群網站，使用者可以按主題分類添加和管理自己的圖片收藏，並與好友分享。）上充斥著婚紗創意、餐桌裝飾和婚宴的相關布置的照片。

對一般的新娘來說，這也許聽起來沒什麼奇怪的。然而，我知道自己差不多快要發作嚴重的狂躁症了。我束手無策，完全沉迷於尋找某些獨特的物品，或者為婚禮創作屬於我自己的裝飾。我花了一大筆錢，負債累累。我不接受任何人的幫助，因為我下定決心靠自己做到這一切。

我知道這種歡欣沉醉的感覺不會太持久，當然，就像往常一樣，我崩潰了。我意識到我把自己的生活塞得太滿了，並尋求媽媽和伴娘的幫助。她們一起來幫我，基本上都是我媽媽在掌控全場！克萊爾（Clare）為我做手捧花束；維琪為我做胸花；漢娜（Hannah）為我做披肩，並允許我們用她的縫紉機做彩旗。我以為我可以把一整個穀倉佈置成一個可容納 200 多人的婚宴場地，但這只有狂躁版的我自己才辦得到。同時我也讓步請我的未婚夫為我分擔一些規劃。

搬家

搬到新家無疑會令人感到壓力的。無論你是買房還是租房，這個過程都會讓人感覺漫長且艱難。規劃好搬家時需要做的一切事項是非常有幫助的。無論是關於搬家程序上的建議或是如何分工進行，請讓自己能夠依靠家人或伴侶的協助。

新工作

每個人在面對一份新工作總會有些畏縮，但是當你知道壓力會影響雙相情感障礙時，我們便因此感到焦慮和擔憂。請讓自己在下

班後花時間放鬆並且好好照顧自己。如果沒有什麼非做不可的工作時，請在上班期間定時休息片刻。當我們沒有控制好雙相情緒障礙症時，通常會發現自己時常換工作。這表示我們狀態不佳而且需要協助。

壓力

壓力是造成心理疾病的誘因嗎？對我來說，答案是「是的！」然而，壓力並不是導致狂躁或憂鬱症的原因，而是一種誘因。壓力通常會和其他像是睡眠不足、飲酒或無藥物控制之類的誘因一起產生影響。

我已經經歷了好幾次壓力影響心理健康的時期。當工作壓力變得太大時，我發現自己的狀態不斷在惡化。狂躁症是最有可能出現的惡果。壓力消失之際，我就會變得活力充沛、全力以赴。錯誤的活力會導致魯莽的行為，而我會讓自己處於危險的處境。直到我開始出現狂躁徵兆之前，通常不會發覺自己其實已經壓力很大了，到那個時候我也不在乎造成如此亢奮的原因就是那些壓力。當然，因雙相情緒障礙症所導致過度積極、充滿活力的狀態遲早都要冷靜下來的。接著我陷入憂鬱狀態時，我所承受的壓力確是重擊了我。

雖然壓力會使我們身體不適，但無論你知情與否，心理疾病的症狀肯定早就已經出現了，所以才會發病。我們都經歷過壓力，都曾感到筋疲力盡、精力不足，並且通常被生活壓得喘不過氣來。如果你是容易患有憂鬱症或焦慮症的高風險族群，那麼你的生活壓力肯定會火上加油。我患有雙相情緒障礙症，而且一直與之共存，壓力則會加劇病情的惡化。我了解到我必須管理生活中的壓力來源並

正視其原因。無論是我的工作、人際關係還是金錢方面的擔憂，我都需要評估其會如何影響我的壓力程度以及心理的健康。

特別是在職場上，你需要與他人工作，創造一個可以緩解日常壓力的環境。社會需要更有同情心，並為那些為錢奮鬥和家境貧困的人給予協助。我在一個雙薪家庭中長大，但我們在財務上卻很拮据。我從孩提時起便知道，當帳單逾期未繳而卻無法支付時，每個月會為你造成多大的壓力！

透過自我保健技巧和調整工作與生活的平衡，就能幫助我們有效地處理壓力。如果某人開始出現輕度至中度憂鬱或焦慮的跡象，他們可以接受例如認知行為療法或其他形式的短期治療。然而，嚴重的精神疾病需要更完整的治療 —— 心理醫生門診、住院、長期藥物服用和治療。此外，對患者可能不建議進行重大的生活方式改變，例如戒酒，雖然這是迫切需要的改變。你看出端倪了嗎？只要我們願意，生活中的壓力是可以被控制的，但精神疾病卻做不到。你可以選擇自己的生活方式，但精神疾病的罹患與否卻由不得你。

我必須要在這裡提到一個顯而易見的壓力來源：貧窮。這無法單靠生活方式的改變來解決。整個社會都需要致力解決這個問題。上層和中產階級的壓力與窮人的壓力有何不同嗎？是的，我相信有的。貧窮人口是否更容易患上嚴重的精神疾病？毫無疑問，是的。許多患有嚴重精神疾病的人也會因無法工作而陷入貧困。這加劇了原本就難以處理的情況，並使他們容易有病急亂投醫、自殘和自殺的行為。

你不會只是因為壓力觸發你的心理疾病，就會使你脆弱或抗壓力不足。與雙相情緒障礙症共存，並撐過生活中的壓力事件正可以證明你有多強韌。在極度的壓力下，精神疾病患者難免會為此而煎熬受苦。重要的是你如何應對並且度過這個難關。

第 7 章

有些人就是不懂：
面對那些汙名化和歧視

所謂的汙名和歧視指的是什麼呢？讓我們先從汙名化開始。

汙名化是當某人對某件事或某個人持有負面看法或誤解。例如，有人認為「每個患有精神疾病的人都是懶惰的」。這會使精神疾病患者感到被貶低，也會降低他人對他們的尊重。那些污名化的人可能會進而歧視那群人，所以這要和歧視分開說明。

歧視包括異樣且不公平的對待，但其中仍可分為幾種不同的類型和意涵。總歸來說，歧視指的是因為你的心理疾病而給予你不公平的對待。

- 直接歧視是指你直接受到不公平的對待。例如鑒於你的雙相情緒障礙症而不願提供你工作機會。
- 間接歧視是指某個政策或規範僅有利於大多數的人，而會對

雙相情緒障礙症患者產生最糟糕的影響。

- 你可能會因為雙相情緒障礙症所致的狀況而被歧視。例如雙相情緒障礙症的影響導致你在工作中受到審查和警告。

- 騷擾是不受歡迎且具侵略性的行為。這可能會透過文字或口語虐待的方式讓你感到害怕或被羞辱。

- 迫害是指某人因為你認為他歧視而對你非常不友善。

- 某些人也許會被要求做出一些合理的調整。例如在工作上協助你，但他們卻拒絕改變態度。

不幸的是，我們還是會遇到那些冥頑不靈的人。有些人是還沒辦法理解，但有些人是拒絕傾聽或改變他的們觀點。他們故步自封，永遠不想改變。可能是他們的教育背景使他們得以某種方式思考，或者他們曾有過糟糕的經歷。無論如何，這都需要你我一起來點醒他們的誤解。不過，我們不應該孤軍奮戰；心理健康相關的慈善機構、政府和媒體都應該站在我們這邊。但那只是理想罷了，我們知道生活並非一路順遂的。我會分享自己遭受到的恥辱和歧視的經歷，但本章並非全然的悲觀與絕望。我還會分享自己是如何應對汙名化，以及我們還能做些什麼來保護自己免受歧視。

藥物治療

每天晚上十點，我老公的手機就會開始響了起來。這是固定每天定時響起的鬧鐘，為了要提醒我吃藥。我走到廚房裡放藥的抽屜，我試圖翻找著我的藥（因為抽屜裡推滿了一堆有的沒的的東西）。

我需要吃 100 毫克的樂命達錠（Lamotrigine）、50 毫克的安立復（Aripiprazole）和 50 毫克的樂復得（Sertraline）。它們是情緒鎮定劑、抗精神病藥和抗憂鬱藥的組合。服藥是我夜晚其中一個固定行程，就跟洗臉和刷牙一樣。我毫不猶豫地把它們放進嘴裡，然後喝一大口水吞下去。

這些小藥片可以使我穩定，讓我日間表現的穩定度提升。它們反制了令我陷入極度憂鬱和自殺的負面想法，它們阻止了任何狂躁症的發作，並使我避免陷入自我毀滅的漩渦之中。當我憂鬱時，這些藥會關掉我腦海中那些殘忍和惡毒的聲音，或者阻絕狂躁症導致我自覺無所不能的妄想。考慮到這一切，還有什麼不吃這些藥的理由嗎？我怎麼還會選擇貧困的日子呢？我意識到，沒有藥物我就活不下去，不然的話雙相情緒障礙症就會完全佔據我的生活，如同漲潮一樣席捲而來，淹沒真實的自我，而退潮將永遠不會到來。這種病會控制我的生活，所以我下定決心永遠不要有任何機會讓這種情況再次發生。

只是服用藥物可能仍會讓你身陷被汙名化的境地。吃藥不是我的弱點，也不是我人格的缺陷。我並不天真，我沒有盲目地讓醫生開處方。我花了很長時間才接受我的生活需要藥物的事實。與我的心理醫生進行長期的討論使我能夠明智地決定採用哪一種治療方法。我並沒有滿足於那些會有虛弱副作用的藥物。我嘗試了多種藥物和藥物組合，只為了找到對我有用的藥物。這是一個漫長的過程，但一路走來所花費的時間和精力都是值得的。

一直以來，我始終認為患有慢性精神疾病的人很強壯。無論我們是否意識到，我們每天都得設法度過自己的困境，而我們也因此變得比過去強大。我們部分的力量來自於承認自己需要幫助。性格

堅定和果斷的人，才能意識到他們糟糕的心理狀態正在對生活產生顯著的影響，在這個仍會視服用精神藥物為羞恥和汙名化的情況下，

正好證明我們足以承受負面的情緒。

當然，選擇就在我們手裡。當有人不想服藥時，我完全支持與理解。對於某些人來說，治療和生活方式的改變就足夠了。我不同意的是被羞辱或低估這些人的強大。我很強大。我們都是。每晚當我服用這些藥物時，我並不認為這是軟弱的表現。我沒有失敗。有了藥物，我變得更健康，並且藉此成就許多大事。

我並不危險

某一年的八月，我陷入非常低落的情緒。某天早上有人敲門時，我知道我的處境很糟糕。我睡眼惺忪地起身開門。我的經理出現在我的公寓，因為我半通電話都沒接。她告訴我現在是早上 9 點 30 分，我應該在 8 點準時上班。她一直擔心我一個人住會出事。當我真正醒來時，我哭得一塌糊塗。我穿好衣服，跟著她去上班。我帶著紅腫的雙眼到了公司。每個人都看著我穿過那片大落地窗走進來。有人告訴我，如果我那天來上班，對被照顧的那些孩子們來說太危險了。我現在回想那句話是這麼說的：

「讓你去照顧小孩實在太危險了。」

你知道嗎？這真的讓我很火。當時我身體真的很不舒服，以致於沒發現這些隱約針對我的歧視。我很憂鬱，但我並不危險。這種認為我無法完成工作的假設對我的傷害比我照顧孩子時所遇到的任何狀況都要嚴重得多。憂鬱症不會讓人疏忽大意，我總是竭盡全力

地工作。我可能只是需要休息幾天。但他們實在應該聚焦在另外一個問題才對。是否應該討論一下如何才能讓我獲得最妥善的休養，而不是跟我說因為我在哭，所以我很危險。那句話讓我覺得我他媽的把工作搞砸了，而精神疾病把我變成一個怪物了。彷彿我是一個不斷變形和進化的怪物，完全失控。更糟糕地是，我覺得身邊的人都認出這個怪物，他們的反應是恐懼和排斥。我確信我接收到的反應讓我的情緒落入更深的憂鬱之中。

是的，我很憂鬱⋯⋯但我並不是一直都這麼糟

我經歷過一些困難的時期，然後變得非常地憂鬱。我真的很痛苦⋯⋯這應該是很安全的回答。

我以前會出門參加音樂會並與朋友聚會。我也曾經有過大笑、開玩笑和嬉鬧的日子。我也會和伴侶會一起去餐館吃飯，和朋友們上咖啡廳聚聚。

你看，憂鬱症並不是普通人想的那麼簡單。憂鬱不只是穿著睡衣躺在床上或沙發上無神地發呆著。也許在一個星期內你還會同時經歷大笑與痛哭。然而，你身邊的人卻以為你是：

- 每天捂著頭蹲在角落裡度過一整天
- 總是臥床不起
- 把窗簾畫得亂七八糟，並且關掉房裡所有的燈
- 絕對不會想要出門
- 總是看起來悲傷且垂頭喪氣
- 毫無笑容

・總是穿著黑色的衣服

・社群媒體上不見蹤影，即便有也只分享自己有多憂鬱的貼文

　　一樣米養百種人，憂鬱症的表現方式也會因此各有差異。憂鬱發作時有起有落，捉摸不定。這是很多人不理解的，也很難理解。

　　有時候不是人們認定你會有哪些行為，而是當你沒事時，他們仍然會自以為是地臆測。我們都遇過有人會這麼對我們說：「但你不是在不舒服嗎？」、「你現在肯定好多了吧？！」

　　當你說你還在生病和感覺痛苦時，你幾乎可以感覺到他們並不這麼想。基於這樣的反應，我選擇不輕易告訴別人我病了，我也許會幫我的假日生活搽脂抹粉。因為我認為他們覺得我是在裝病，甚至可能會向老闆告狀，讓我受到工作紀律處分的警告。所以我會與世隔絕地待在家裡。

　　但你知道嗎？我們應該有權利去擁有一些開心的日子。就算我們正處於憂鬱狀態，我們還是可以有自己的社交生活。我了解這對人們來說很難想像，畢竟這樣的狀態旁觀者迷，當局者清。我們只希望人們試著去傾聽並站在我們的立場去看待。

　　我想要說的是：就算你罹患雙相情緒障礙症，還是能夠擁有自己的社交生活。當你有穩定的跡象時，全心全意地擁抱你的生活。那個幾週前你被邀請參加的派對，而你卻想拒絕？去吧！別想太多了。社交是保持心智健康的重要環節，因此我會將其視為控制雙相情緒障礙症的一部分。

「如果你患有雙相情緒障礙症或任何精神疾病，但你卻看起來很享受生活，那你肯定是個騙子，你肯定在裝病。」不要相信上述這些惡意的廢話。他們根本不懂你真實的狀況，只有你自己知道你是如何面對這個疾病的。

我感覺像是一個「騙子」

通常我看起來毫無異常。我每天起床、洗澡、穿上乾淨的衣服。如果心情好，甚至還會畫一點妝。我會常保笑容、與人閒聊，甚至開心大笑。

但其實我一點也不好。我的狀態比你認為的還要糟糕得多。我覺得自己好像在懸崖邊上，幾乎失去平衡了。罹患雙相情緒障礙症意味著你所面對的敵人是摸不著也看不到的。

接著一切又沒事了，我會度過美好的一天或幾週，如果幸運的話，也許能過上幾個月的美好時光。因此我得以繼續生活下去；我可以一如往常地享受生活，那頭名為雙相情緒障礙症的怪物不會在這個時候突然現身。然而，我的腦海裡卻出現一個聲音，是我們這些雙相情緒障礙症患者都聽得到的聲音，而這足以耗盡我們的心力：

「你根本一點病也沒有，你在裝病。」
「你只是懶惰。」
「你就只是想求關注而已。」
「這些都是你捏造出來的。」

我知道有很多病友都得與這些指控我們裝病的聲音共生共存。

對我來說，這些聲音來自於過去幾年來的錯誤診斷。這讓我也會擔心「可能現在這個診斷也是錯誤的」。甚至在確診第一型雙向情緒障礙症的十年後，我仍會拿我的症狀去和其他人比較。有一陣子我還會說服自己是沒事的。但在內心深處，我知道雙相情緒障礙症是一種複雜的疾病，每個人都會有不同的經歷。

那麼這聲音到底是從哪裡來的呢？

它通常來自於人們對精神疾病的誤解，只相信聳人聽聞的想法或發散且含糊的觀點，例如：

「我不相信有精神疾病這種東西。」
「藥物治療和精神病學都是謊言。」

當有人告訴你在腦裡所出現的任何強烈的感覺實際上都是假的，這句話彷彿掐著你的脖子一般令人窒息。因為雙相情緒障礙症是一種無形的疾病，人們很難從我們的樣子有所察覺或理解。人們想對所有行為給予一個合理的解釋，因為他們根本看不到我們究竟發生什麼事了，所以他們只能用其他方法來解釋眼前所見的行為。

身為人類的我們都想知道答案。我們想要修補壞掉的東西。但這不是兩三小就能修復得完美無缺。對某些病友來說，他們需要一輩子的時間去維持穩定狀態或一次又一次地善後。我知道看醫生和吃藥可以救我的命。我知道如果沒有吃藥或改變生活作息就無法繼續活下去。我必須提醒自己再多的放鬆泡澡和紓壓花草茶都不能產生同樣的效果。我知道我得教育和告知家人、朋友甚

至陌生人有關雙相情緒障礙症的知識。我越和更多人分享，那些聲音就越小。

所以這就是為什麼我們老是在道歉嗎？

「抱歉。」

「抱歉，我讓你失望了。」

「抱歉，我做不到。」

「很抱歉我有雙相情緒障礙症，很抱歉我變得很糟。」

我認為對於許多病友來說，道歉已經是根深蒂固的反應方式了，以致於我們常在無意識地況下就先道歉了。我們發現自己在意識到所說的內容及其背後暗示的意涵之前就已經說了出來。道歉意味著這是我們的錯，但是生病並不是你的錯。你不是讓自己生病的兇手，你當然也不會想要得到這種病。

那我們為什麼要這麼做呢？

· 精神疾病通常會被視為一種弱點。在你的心中會有兩個團隊，分別是「擺脫困境」和「振作起來」。這兩個團隊會告訴我們需要更有抗壓性。如果我們在精神上更強大，我們就可以繼續生活。

· 精神疾病會被視為一種性格缺陷。認為我們只是在思考和生活方式出現問題，而這些是很容易被修復的。認為我們只是

142

懶惰，所以定期鍛煉和努力工作就能治癒我們。

- 罪惡感。我們發現自己會基於許多因素而感到罪惡感。例如我們的房間或屋子裡一片混亂；我們一直臥床不起；我們不和家人、朋友相處等等。

所有這一切的關鍵是讓自己待在那些願意接納你的人身邊。把握那些真正明白的朋友，以及那些真心體諒你的人。那些讓你感覺不好，讓你內疚的人，必要的話請把他們從你的生活中剔除，轉而與其他人分享你的病情。我們需要一些惻隱之心。我們需要真的相信生病並不是自己的錯。即使有些人認為我們應為此道歉，但我們真的不需要道歉。我們可能有時會忘記這一點，但看著我們每天經歷的一切，請告訴自己我們非常地強大。

請不要說這些話……

「振作起來！」

我已經聽過好幾次諸如此類的回應：「加油擺脫它！」、「往好的方面想！」「有人活得比你更慘的。」、「你有什麼好煩躁的？」若不是人們不知道該對你說什麼，所以他們只能重複這些陳腔濫調；不然就是他們對你生病感到無力，他們不知道該怎麼幫助你。有時人們只是如此無知。

「有時候我雙相情緒障礙症好像會發作。」

情緒的起伏並不等同於雙相情緒障礙症的狀態。狂躁症、輕躁症和重度憂鬱症完全是自我毀滅且會弱化自己的疾病。狂躁症和憂鬱症可持續數週或數月，或引發快速的情緒週期轉換。

「你根本是個創意滿滿的天才吧？」

當我狂躁發作時，我始終相信自己就是這樣！但說真的，我們跟一般人沒什麼不同。我們沒有創意的能力素質，就和其他人一樣，我們都有優缺點。

「你真的確定你有雙相情緒障礙症？」

我非常、非常地確定。我花了十年的時間才得以真正被確診。雙相情緒障礙症已經在我的生活中引起了巨大的動盪。當有人問這個問題時，這只能歸咎於對於這類資訊和教育的缺乏。在我確診之前，我從未想過我會罹患雙相情緒障礙症。我從沒發現過有這樣的可能性。

「你看來不像有罹患雙相情緒障礙症。」

他們是不是覺得我們應該到處亂竄，大呼小叫，表現「古怪」且「瘋狂」？還是要整個人縮在角落，抓著自己的頭前後搖擺？雙相情緒障礙症不該成為我們作為人的標籤。

「你現在這樣是你的雙相情緒障礙症在作祟嗎？」

我有自己的思維、感受和個性，這些都不受雙相情緒障礙症所控制。每個人某種程度都會有情緒起伏，也都會有好日子和壞日子。

當人們不斷地胡亂臆測或試圖解讀你的一言一行，這對我們而言是非常糟糕的狀態。

「你有犯過自殺的行為嗎？」

自殺不是罪，所以「犯」這個詞是錯誤的。但說真的，你為什麼要問別人這個？如果你已經很憂鬱，這句話可能會瞬間使你發作並讓你變得更嚴重。這會觸發你去產生類似的念頭、計畫和過去有過的想法。

「你真的需要吃那麼多藥嗎？」

是的，是的我需要。

「你不可能會有雙相情緒障礙症，你看起來明明就很好！」

雙相情緒障礙症不是性格缺陷。我發現我遇到的雙相情緒障礙症患者對他人仍有極大的同理心。即使他們自己正處於困難的時期，他們也時常願意幫助別人。

如果有人對你說上述的任何一句話，或對雙相情緒障礙症有任何不當的言論，可以的話就請把他們趕走。如果你不這樣做，他們只會不斷重蹈覆轍，且不會意識到他們說的話是有傷害性或侮辱性的。如果我們壓抑自己的感受，可能會使怨氣越積越高。長遠來看，我們只會感覺更糟，只會進一步影響我們的心理健康。請當下保持平靜地表達你的感受。如果你很難啟口說出他們說的讓你感到不悅的話，也可以試著寫下你的感受。

我們是在分享，不是在尋求關注

我談了很多關於雙相情緒障礙症的事情。我一點也不引以為恥。遺憾的是，這樣的誠實以對反而容易讓我受到批評。大多數的批評都在說我只是想尋求關注。為什麼這麼做會遇到如此兇猛的負面回應呢？人們認為我們誇大反應了自己的狀況。有些人認為我們現在必須被「治癒」，而我們會因為談論這件事而破壞我們康復的機會。實際上，多數病友只想試著了解如何控制好病情。我一直在想：

「我真的要說嗎？」或「沒有人真的想聽吧。」

這都會讓我們覺得自己是親友們的負擔。而人們認為我只是想尋求關注也會讓我有同樣的感覺。這不僅沒幫上忙，反而使我們因此封閉自己，甚至拒絕那些願意幫忙的人。

每個人都需要被關注，對吧？沒有人喜歡被忽視，或意見不被重視。我們對生活都有自己獨特的見解；我們都有自己的故事可以分享。這個世界需要更多真實且不加掩飾的故事。

保持開放其實會讓我們感到脆弱和公諸於世的不安全感。這是一種坐立難安且不自在的感覺。任何能公開談論雙相情緒障礙症的患者都經歷了漫長的困惑、自我懷疑和恐懼的過程。然而，將他們貼上自私自利的標籤，認為他們只想得到關注和同情，全然是一種侮辱。你或許想要告訴那個人，他們的過程毫無意義。但我卻想聽聽他們的心路歷程，並為他們跨出這一大步振臂歡呼。

「談論」在本質上其實是有益於我們。就算只跟親朋好友談論也能帶來助益。對自己所經歷的煎熬保持開放且誠實以對的心態表示我們願意讓關心自己的人們更了解他們可以怎麼給予幫助。

若將談論精神疾病視為奪取關注就是在汙名化。解釋並描述你的感受以及在生活上的影響，可以幫助自己減輕你所面對的羞辱。我們大多數的患者要的只是被接納而已。我們希望人們能夠更了解我們是如何面對這種疾病的。

讓人們更了解精神疾病有益無害。提高精神疾病的知名度能讓更多人意識到這不是個案或特例。如果他們知道等待被幫助需要多少漫長的歲月、那些崩潰且身心俱疲的患者在醫院接受心理治療的故事，這也許就能讓人們有些改觀。

如何面對汙名，並教育其他人

面對這些汙名是很痛苦的事情。人們必須清楚知道，這對我們來說都會造成傷害。例如家人不該恣意對雙相情緒障礙症有任何汙辱性的評論。

總有某個人會這樣，不是嗎？有時甚至不只一位會犯下這種錯。我指的是那些會出現不當言論的家人或任何人。當你罹患精神疾病，而那個人卻開始說一些極度失禮的話時，這場面會非常難堪。

我已經對那些汙辱性的言論習慣了，但是當這些話是出自家人嘴裡時那又另當別論。這聽起來更加傷人，且詆毀自我的價值。家人應該是要無條件接受我，而且會學習和了解關於精神疾病的知識。當他們不努力去理解時，便會削弱我對抗病魔的戰鬥力。

我們通常對家人網開一面，例如「我們家都這樣講話」或「他們只是在開玩笑」，而不是讓他們知道自己有多麼無知。我們不想在家庭聚會上大吵大鬧，並成為破壞氣氛的人。在許多家庭中，都有這種為了和諧而保持沉默和不誠實的習慣行為。這對任何人都沒

有幫助，只會激起怨恨。

與家人坦白溝通並告訴他們你的感受才是明智之舉。他們也許不同意；也許會給予負面的回應，但保持沉默和替他們找藉口對誰都沒好處。如果他們真的在乎你，從他們所說的話及其對你和其他人的影響便可見一斑。

下次請告訴他們你對這些話的感受。我不相信繼續拖下去會有什麼好處。我希望這能幫助他們看到輕率的言論可能會造成深層的傷害。

不幸的是，有些人就是不懂。他們根深蒂固的看法讓他們看不到任何其他說話的方式。你可以藉由雙向情緒障礙症的相關數據、短語和知識來武裝自己，使你可以在需要時提出這些資訊。例如當我在一個聚會上開始和一群我不太熟的人群說話時，談到了他們其中一位朋友的事情：她被說成假裝罹患了雙相情緒障礙症，認為她只是想尋求關注，並且不停地在批評著她。之後果不其然話題來到關於雙相情緒障礙症在社會中的地位。某個女孩插話說：「這個嘛，現在每個人都說得了雙相情緒障礙症，因為這聽起來很『潮』、很時尚。」

有人點頭表示同意。但這個說法簡直令我怒火中燒，我決定是時候該挺聲而出來告訴他們真相了。我說：「我有雙相情緒障礙症。我花了 12 年才終於被診斷出來。這並不時尚，事實上還很可怕，也很無力。」

我繼續告訴他們關於我記錄關於雙相情緒障礙症的部落格，並且也推薦一些他們應該看看的網站和書籍。要讓人們明白雙相情緒障礙症仍需要一段很長的時間。人們很快就會妄下定論並跳針似地說著他們聽過的任何不實指控。但你是可以處理這個狀況的。

對我來說，雙相情緒障礙症從來不會是一種時尚，而是一種終生難癒的重度精神疾病，需要下定決心與之共存，甚至得付出更多的心力與動力才能維持穩定的狀態。然而，人們似乎堅持以為雙相情緒障礙症可以讓你更受歡迎；以為你是作風前衛且充滿活力的，或是思考深沉且神祕的。但這些看法對正在受苦並且想達到或維持穩定狀態的病友來說卻是百害而無一益的。

我們不是沒事就想對別人說教。有時這根本沒用，或者我們對此感到太過焦慮。這都沒關係。不過我們該如何在不與他人對立的情況之下去讓人們理解雙相情緒障礙症呢？

- **寫部落格**。這會是一種強而有力的媒介去讓人們了解雙相情緒障礙症的真相。如果你不想讓陌生人知道你的名字，或者擔心家人或自己的工作會因此受到影響，也可以匿名發布。你可以分享所面臨的羞辱和歧視，及其對你的影響，還有與雙相情緒障礙症共存的真實狀況。大多數部落格網站都已具備一些基礎頁面功能，使你能輕易設置和維護。
- **寫一封公開信**。寫信有助於你解釋某些言論之所以使你受傷且心煩意亂的原因。內容可以包含人們可能不知道的雙相情緒障礙症相關資訊和事實。這封信必須著重在你身上，而非其他人的言行。若你能好好表達自己的感受，就能避免給人一種對立感。

照顧好你的心理健康是消除偏見和汙名的最佳解藥。儘管患有雙相情緒障礙症，你也要展現出力量與決心（無論是你日復一日地克服症狀，還是你個人達成的成就）證明他們是錯的。

當你面臨那些汙名時,你怎麼能照顧好自己呢?

- **寫日記。**你可以寫在筆記本、電腦裡,甚至只是一張紙上!養成這種習慣對你會很有幫助,尤其當你感到不安、孤立或正在經歷壓力時(所有這些都可能在你面對汙名或歧視時發生)會更有助益。如果有人羞辱你,就把它全部寫在紙上,藉以幫助處理你的情緒和感受。如此便能讓你深入了解為什麼會有這種感覺,以及你可以怎麼辦。如果你對此無能為力,寫日記就能成為發洩的管道。把它寫下來,把這些想法從你的腦裡拿出來讀給自己聽,這真的很有效。你可能只想撕掉你寫的筆記,然後扔掉——這也是一種宣洩的方式。你會感覺到那些想法和經歷再也不能左右你了。
- **攤開來講。**這和寫日記差不多,與值得信賴的親人討論可以緩解你可能受到的壓力和焦慮。你交談的對象可能在他們的生活中也經歷過類似的羞辱,並且可能可以提供你建議或理解你正在經歷的事情。如果你覺得無法與任何人分享,不妨拍個影片日記,就像將你的心情寫下來一樣,大聲說出來也是一種宣洩。表達感受比壓抑情緒更健康有益。如果你不擅書寫,把話講出來可能是最好的選擇。大聲表達你的想法對你來說更自在。
- **把眼光放在你的優點。**與雙相情緒障礙症共存很容易有別人只會這樣看我的想法。當我們面對羞辱並且受到負面評論轟炸時尤其如此。與其關注人們對你的評價,不如關注你的優勢。你擅長什麼?你喜歡你的個性嗎?是什麼讓你與眾不同?深入研究我在第 4 章中談到的正向思考罐,以提醒自己

和其他人究竟喜歡你的哪些地方。

你要如何保護自己免於歧視呢？

依居住的地方不同，你的權利可能也會有所不同

在英國，依據 2010 年《平等法案》，其保護身心障礙人士（其中包括精神疾病人士）免受歧視之苦。只是你必須證明雙相情緒障礙症也是一種身心障礙狀態。當你處於以下情況時，這便能給予你保障：

- **你被裁員或被解僱，或甚至是待業中**：當你應徵工作並去面試時，你不必透露你患有雙相情緒障礙症，他們也不能過問任何相關問題。如果你無法私底下解決或要求對方停止歧視，就可以向勞工法庭（Employment Tribunal）申請索賠。如果法庭認定你受到歧視，就可能會獲得補償金。
- **買或租賃房地產**：當你租賃房屋時，可以要求所謂的合理調整（reasonable adjustments）。而這可能需要你將有關租金和其他租賃問題的郵件改由家人或朋友代勞。如果你受到歧視，首先最好私下提出問題，然後按照他們應有的正式投訴程序來處理。若效果不彰則可透過地方法院提出法律索賠。
- **用購物商店和保險公司等企業服務。**
- **用警察或福利申請等公共服務。**

在美國，主要會依據美國身心障礙法（Americans with Disabilities Act, ADA）。同樣地，這是一項於 1990 年實施的民權法案，旨在制止歧視精神疾病在內的身心障礙人士。其目的是確保身心障礙人士享

有與其他所有人相同的權利和機會。該法案將在以下層面給予保障：

- 企業雇主必須為申請人和僱員提供合理的宿舍福利。在申請或面試工作時，你不需透露自己的病情。如果你被要求在開工之前提供體檢報告，也只能在你無法履行職責的情況下撤銷你的工作機會，即使已申請合理調整者亦然。
- 州及地方政府之服務。
- 公共住宿和商業設施的使用。

第 8 章

心態穩定，然後正面看待

　　穩定的狀態是你與雙相情緒障礙症共存的唯一目標。但是你該如何做到與維持呢？我會試著在本章回答這些問題。穩定狀態通常需要你保有積極主動的態度，並做出正面的改變。

康復與管控

　　「康復」一詞的意義可能因人而異，並且可能難以做到。對於那些覺得自己無法康復的人來說，這個詞反而會造成傷害。當人們提及康復時，這讓那些無法康復的人感到格格不入。

　　有些人使用「康復」一詞去形容一個過程，而非一項里程碑。有些人可能視之為正向的好兆頭，而這也是「康復」給人的既定印象。對其他人來說，「康復」實際上代表一種穩定的狀態且沒有罹患精神疾病。「臨床定義上的康復（Clinical recovery）」則是許多心理健康專業人士用來描述不再出現雙相情緒障礙症症狀的術語。

與其說康復不如說要好好管控

管控對我來說意味著接受，代表患者已經不再嘴硬否認自己的狀況了。他們現在願意找到一種方法來管控好他們所面臨的狀況。這種現象不僅是針對雙相情緒障礙症和精神疾病，也包含許多身體健康問題。糖尿病和其他慢性疾病的管控也面臨到類似的挑戰。

開始建構新的生活

我不能變回那樣的自己了。我已經認不得那樣子的我了。起初她只是一位青少年。如果沒有精神疾病及其相關的影響，我肯定會跟現在是完全不同的人。那是我想要的樣子嗎？我不知道。

如果人們沒有看見你的進步，你最終只會覺得自己是個失敗者。要變得更好；要能夠兼顧工作和社交生活；要成為社會中有用的人，這些壓力太大了。康復變成唯一目標，而非把重點放在幫助那些無法康復的人。正是這個加諸在我們身上且無法實現的目標，讓許多患有重度或慢性精神疾病的人鎩羽而歸。為什麼不為需要和想要控制好雙相情緒障礙症的人提供更多的支持與協助呢？

唯有我們夠努力，我們才能康復。這種說法對於我們之中的一些人來說，根本是一個難以企及的高標準。

我沒有想要成為勵志故事的主角，也不會奇蹟似地變得更好，後半輩子都能穩定安康。這都是不切實際的幻想。我無法假裝一切都會好好的。我無法假裝自己已經康復，因為我根本沒有康復，也

不覺得我會康復。我一直在控制著雙相情緒障礙症，而這已經成為一部分的我了。我不打算康復，因為這並非我能選擇的，我終生都得承受這個病。這種病很嚴重也需要長時間的治療，我不得不接受這一點。這已是我生活的一部分。我可以怨天尤人並痛恨這個事實，或者我可以試著了解這種病，理解可能會有什麼樣的症狀，並開始試著找到治療的方法。

如何保持穩定？

這才是目標，對吧？希望可以在短期內達到一個穩定的狀態。這是我們的夢想，是主要的目標，期待最終能夠正大光明地對著自己的精神疾病豎起中指。而這都需要努力、有紀律且專心地照顧自己。

- **好好吃藥。** 也就是說，你認為服用藥物是適合你的方式。此外，藥物亦是對於許多患者保持穩定的關鍵；那麼即便你病情穩定，也要繼續按時服藥。請勿在與心理醫生諮詢前降低藥量或完全停藥。這可能導致可怕的戒斷症狀，或者你會很快地發病。完全停藥也許會是一個巨大的誘惑，因為你也許已經停了一段時間，而這期間你的感覺很好；或者你沒有察覺到某些雙相情緒障礙症狀。如果你覺得自己已經準備好停藥了，請先與心理醫生諮詢循序漸進減少藥量的可行性。要是之後仍需要再繼續服藥也不要覺得丟臉，因為我們隨時都需要被支持、被協助。這並不表示你失敗了，而是你正在控制自己的病情，並且足以成熟到了解自己需要被幫助。然而，有些人需要長期服藥，甚至終生服藥，這同樣也沒什麼好丟

臉的。只要能幫到你、能讓你保持穩定，就都去試試看吧！

- **接受治療吧**。這或許只是診療的第一步，或是讓你長久持續抗戰的方法。要接受什麼樣的治療可能要看你是怎麼認定雙相情緒障礙症的根本病因。例如你曾經有過童年創傷，那你更有可能會想要尋求治療。治療能讓我們更了解自己的症狀，並幫助我們釐清自己的發病誘因。如果你難以釐清這些事情，治療可以幫助你看見之前從未察覺到的發病機制。徹底把狀況講清楚，有助於你接納自己的診斷結果，並處理油然而生的罪惡感、憤怒或悲傷。

- **留意重大事件或壓力來源**。計劃、計劃和更多的計劃。真的，好好計劃吧。我是說真的。列出事件發生前、中、後的時間點。找出你認為會產生壓力的事情，並採取某些措施。這可能需要與某人討論或與你的伴侶、家人、朋友或上司一起把事情釐清，以幫助你應對。

- **避免發病誘因**。你一定盡全力避免。如果誘因是酒精，那麼節制飲酒可能是你需要採取的方式。顯然地，這取決於每個人的狀況不同而有不同的做法。你可能只是想減少發病。那你需要一個睡眠儀式、健康飲食、做一些運動，好好照顧自己。你也許有時會感覺有些沉悶，但你會為了過去那些喧囂的生活而犧牲自己的心情狀態嗎？我不會。若你也是，那你需要做到你以前可能不想做的事情，因為你知道自己的身體真的很不妙。

- **尋找療癒的宣洩管道**。我們都有自己的嗜好或興趣。這些可能會隨著時間而有所改變，或者我們可能會找到新的。這些對於保持穩定是不可或缺的存在。你不必樣樣精通！如果這

些嗜好或興趣能讓你維持穩定狀態，那麼你就必須重視。例如，我喜歡繪畫。我不需要畫得很好，這只是為了讓我隨心所欲地揮灑，腦袋放空沒有任何想法或計畫。我會畫到最後，並設法釐清我到底在想什麼！重點不在於成果，而是在於過程。

- **了解你的極限。**這就像找到你自己的氪石（譯註：氪石，Kryptonite。是超人漫畫裡的一種虛構物質，其為超人的家鄉「氪星」爆炸後的碎片，是超人和絕大多數氪星人的終極弱點。）是什麼一樣。我們都有一個極限，會促使我們陷入憂鬱或輕躁／狂躁發作。在我們的個人生活中承受得太多別人的問題或一些人情世故。你需要學會自私一點。是的，我沒有說錯，自私地照顧我們的身體健康絕對沒有錯。有時我們需要從為他人擔心之中抽離脫身。自私並不表示我們肯定得傷害我們在乎的人，而是要多將心力放在自己身上。這讓我們變得更堅強，更能為我們在乎的人挺身而出。請試著釐清何時是你的「獨處時光」，並學著拒絕別人。學著與他人建立界線是好的，這條界線不需要直白地說出口，而是你要意識到自己的界線在哪裡。

- **意識自己的行為。**掌握自己的異常行為，例如易怒、無法集中注意力和缺乏動力。當你注意到這些行為時，就是該響起紅色警報的時候了。尋求醫生或心理醫生的幫助，預約治療或使用在這裡所提及的建議。你想盡快解決這些行為問題。這也許不用過度擔心，但有一些自我意識總是好的。

- **讚頌你的成就。**所謂的成就可以小到只是睡了一場好覺，或是一些難以達成的事情，例如升職。這一切都是為了讓自己

能以我們所取得的成就為榮。我們也要讚頌穩定狀態所帶來的一切影響。為此，每當我們穩定時，無論難易與否，我們都把每一次的成功寫在一張便條紙上。接著把紙放進某個罐子裡，眼盯著它被逐漸裝滿。當你懷疑穩定能為你帶來什麼影響時，請把罐子裡的紙全倒出來一張一張地閱讀。這些便條紙記錄了一切，並且能鼓舞你繼續前進。

- **好好理財**。輕躁或狂躁所致的過度消費可能會產生深遠且具毀滅性的後果。憂鬱症患者失去家園，宣告破產並陷入長期債務之中。這些財務壓力甚至會導致情緒崩潰。當你狀態穩定時，這是個解決部分債務的好機會。尋找能提供更好利率的信用卡和貸款。如果可以的話，試著開始儲蓄，以作為未來的「緩衝」，以防萬一你再次因為發病而無法工作。在你的電腦和手機上安裝「網站封鎖」程式。當察覺到狂躁或輕躁發作的警訊時，請封鎖讓你花最多錢的網站。選擇一個隨機密碼，並讓你信任的人保管這組密碼。

- **找到能互相幫助的社群**。互助小組是許多雙相情緒障礙症患者的救生圈。他們會讓你知道你並不孤單。即便我們很穩定，他們也可以是獲得安慰的管道。如果你正在為了維持穩定狀態而苦苦掙扎，互助小組可以給你機會表達這些擔憂。無論在網路世界或現實世界，我都與互助社群緊密地相處。在過去的三年裡，我又回到網路世界，重新回歸了 Twitter 以及照顧心理健康的線上互助社群。Twitter 可以是一個持續獲得支持的地方；重點在於你如何使用。當生活變得艱難時，我努力找到了一群我可以依靠的人。

救命計劃

要控制好雙相情緒障礙症，其中一個方式就是要有「救命計劃」。即使我們控制得當，但未雨綢繆總是好的。我是說真的，這個想法可能不太容易做到。為那些你不希望發生的事情擬定因應計劃可不是什麼美好的時光，但這能幫助你釐清當病情惡化時該怎麼辦，以及你需要什麼樣的幫助。在危機到來之前，你可以為自己做很多事情：

- 諮詢你的醫生有關治療和相關的資源。
- 找尋相關的服務專線。把它們抄寫下來以備不時之需，包括電話號碼和服務時段（詳請見本書末）。
- 善用「同伴支持」（譯註：同伴支持，peer support。這裡特別指的是對於某種疾病或是特殊身體狀況有切身體驗的人，彼此之間提供實質的幫助、社會、心理與情感方面的支持。）與有類似經歷的人交談會給你一些可行的想法和建議。
- 擁有一個自我保健箱。在箱裡裝滿任何足以讓你分心或能夠帶來療癒感的物品。提早準備好自我保健箱，因為當你身處危機狀態時很難有什麼好主意。善用「保命（譯註：保命，Stay Alive。來自英國的自殺預防應用程式。）」之類的應用程序來幫助你妥善規劃。

提早計畫好可以幫助你釐清真正有效的方法。這會讓你在危機發生之前獲得幫助和支援。

與朋友和家人一起制定計劃

與親朋好友一起計畫你要如何處理危機。這有助於對往後的日子有所規劃,並讓家人和朋友明白,雖然你很穩定,但你還是可能遇到危機。寫下你們一起做出的決定。如此,你就不會遺漏這些建議和約定:

- · 他們要如何幫助你找到危機發生的警訊。
- · 你會需要他們怎麼幫助自己。
- · 他們應該在你病得很嚴重時聯絡誰。
- · 你的治療方式的注意事項,例如你不想要住院。

你或許想讓一位家人擔任你的代理人。當人們不願傾聽我們的時候,這會令人非常沮喪。罹患雙相情緒障礙症其實會很難讓人們傾聽我們的意見,讓我們的心聲得以被理解並予以重視。一位代理人會支持你並幫助你表達你的看法和願望,以維護你的權利。他們可以傾聽你的疑慮,研究你可以擁有什麼權利並幫助你聯繫他人,或代替你去聯絡他們。他們可以跟你一起去看診給予你支持,當你病得很重,承受巨大的壓力時,他們則能:

- · 確保所有要點都有被提及。
- · 支持你去問問題。
- · 說明你的選擇
- · 保證你的安全,並確保你定時獲得休息。

擬定一份預先聲明

當你病得很嚴重時,你也許無法為你的治療做任何決定。這代表你是失能的。預先聲明是一份書面聲明,內容會提及如果你失能

時，會希望獲得什麼樣的處置。你可以請醫生、護理協調員（care co-ordinator）、心理醫生或其他醫療照護專業人員來幫助你。而在預先聲明中應該包含哪些內容呢？

- 你的治療狀況：希望接受照護的場所，例如居家或醫院。
- 照護過程中你需要什麼宗教或精神信仰的協助？
- 你偏好的生活習慣，例如你喜歡泡澡或淋浴。
- 你喜歡的東西，例如氣味，或喜歡出去戶外或待在室內，喜歡的食物是什麼？
- 你希望誰來照顧你的小孩或寵物？
- 你希望誰來處理你的補助金和帳單？
- 當你不舒服時，你希望怎麼被安置？
- 你不想接受什麼治療方式？

這份聲明必須由你和見證人簽名。讓你的醫生或心理健康團隊知道這份預先聲明的存在，甚至可以給他們一份副本作為記錄。你還可以更新手機上的健康應用程序，以顯示你已擬定好預先聲明。像這樣的聲明不具有法律效力，除非事先擬定好。有了這份聲明你可以在症狀發作後拒絕接受某些治療方式。

救命卡是一張你可以放在錢包、皮夾或口袋裡隨身攜帶的小卡。當你有狀況時，小卡中會載明如何幫助你的關鍵內容。你可以讓其他人知道你的小卡放在哪裡，並且依循卡片上的內容幫助你。

請想清楚怎麼做對你有幫助，而怎麼做是無濟於事的。每個人的狀況都不同，所以也會有不同的處理方式。

當你不喜歡自己穩定的時候，該怎麼辦呢？

這聽起來很奇怪。其中一個原因也許是因為你已經好幾年沒有穩定下來過了。你的生活可能長年都是處於極度低落或高漲的狀態，很少會有平衡穩定的時候。確實，在過去你的穩定期並不長。但是，現在卻有與過去不同的狀況。

這會讓你在穩定的時候感到奇怪且違和。我們已經習慣緊繃、大驚小怪、恐懼、易怒、情緒起伏大的生活了。在狂躁發作時所感受到的狂喜快感是發病外不曾體驗過的。我過去曾試過用藥物來達到這種快感，但都沒有什麼能比得上全面性的狂躁症發作。我不需要服用迷幻藥來獲得快感，因為精神疾病就能讓我達到這一點了。

當你穩定時，反而會讓你的生活感覺不真實。你會很不習慣。冷靜和有條理的感覺會讓你覺得奇怪。請去感受穩定帶來的幸福感，不要去擔心這種感覺會變質。如此一來，即便有幾天一早醒來感到輕微的情緒低落，你也能不發病地繼續生活。

你終於覺得你可以完成一些事情，而不只是偏執地沉迷於某件事情中無法自拔。你開始以為難道這就是正常的生活？真的有這樣的事情？這就是正常人的生活嗎？

你很容易去妄想輕躁或狂躁症的好處，也很容易陷入停藥可以使你康復的陷阱。我想你該改掉這些過度樂觀的想法了。在你穩定下來之前，肯定不會有什麼好日子過的。回想一下情緒高昂的真實情況、亂七八糟的關係、強烈的怒氣、超支消費以及偏執與危險的行為還有一種不祥之兆圍繞著你，你隨時可能再次嚴重發病。

你也許不確定自己是否喜歡這種感覺。起初，你的生活可能會感到非常平淡且單調，彷彿這個世界顯得有些陰沉和灰暗，既非全

黑亦非光亮。但你知道嗎？這才是生活該有的樣子。你不會總是過著戲劇性或高張力的生活。這說起來有些老生常談，但有時你只是想好好地度過每一天。這是一種新的生活方式，你可以對此予以調整。生活不應該總是活在極端的狀態，而是要更平靜。是的，有時甚至應該是無聊的。

雙相情緒障礙症教會你的事

確診後這些年以來，我有機會去經驗、感受這對我的意義。我總算知道自己狂躁、自殘行為的原因為何。我也知道壓力是導致狂躁發作的首要誘因。生活和工作中的壓力最終導致我一連串奇特的行徑、停不下來的談話和偏執且過於激動的行為，而且沒有人可以改變我。接著我便在突然爆發的重度憂鬱中毫無懸念地陷入絕望。

保有日常的例行公事並持之以恆是最重要的。日常的例行公事是我的好朋友。在這一週裡，每天晚上我都在同樣的時間睡覺；每天早上都設定鬧鐘起床。每晚也有設定鬧鐘準時吃藥，會坐下來計劃隔天的行程，讓我在憂鬱時有目標可循，並在我處於狂躁症的高峰時阻止我過度勞累。

我從來都不擅長把自己放在第一位，因為我天生博愛，且樂於助人。但我意識到我老是不在乎自己的感受。當你和我一樣病得嚴重時，你必須為了變得更好，而讓自己更自私一點。解決別人的問題總是比直接面對自己的問題更容易。首先，我需要有所權衡，我需要先幫助自己。當我知道必須和這個病共度餘生時，這也表示現在我的健康比一切還重要。這是一個令我感到害怕的觀念，因為工作和照顧他人一直在我的生活中有著舉足輕重的地位。雖然我仍然

做得到，但在幫助他人之前我得先管理好自己的健康。

　　我一直專注於學習如何控制好雙相情緒障礙症，但卻沒有研究這些極端的情緒起伏會如何影響我身邊的人。我知道我有時很難相處，而且情緒可能忽晴忽雨。這對我的家人和丈夫來說並不容易，他們的困難大到必須戰戰兢兢地面對。我試著更加注意不斷變化的情緒。此外，我經常因為身體不適而感到內疚，認為自己是親人的負擔和壓力。嗯，是的，也許是吧。但現在，我知道沒有人會因此怨恨我。我會盡可能對身邊的人開誠布公。

　　我經常覺得寫比說更能表達我的感受。我會定期撰寫部落格，這可以帶給我療癒的體驗，這個宣洩管道能夠讓我表達我說不出口但需要人們理解的感受。丈夫和家人告訴我，他們現在透過閱讀我的部落格對雙相情緒障礙症有了更深入地了解。這也深化了我們之間的關係，丈夫和家人也更了解該怎麼幫助我。

　　我也逐漸理解想要變健康並不是自私地行為。雖然無法每次對自己古怪地行為負責。但是，我可以對此更有意識並向他人解釋原因。無論我的健康狀況如何，我的家人、朋友和丈夫都仍全心全意地愛我。我無法改變自己的病情，而躲避他人的關心會非常耗費精力。我決定不論這一切有多艱辛，我都不再戴上隱瞞的面具。

對自己誠實

　　誠實是我經常談論的一個主題。我希望自己是一個誠實、坦率的人，希望身邊的人也這樣對待我。這是一種相互尊重──如果我對你開誠布公，那麼我期待應該也可以得到同樣的對待。然而，「對自己誠實」卻總是讓自己敬而遠之。我不會完全誠實面對自己的想

法。我們常常會困在恐懼的情緒中，害怕自己若坦然面對，便會陷入其中而無法自拔。這對患有雙相情緒障礙症的你來說並非健康的態度。

幾年前，我還深陷於重度憂鬱症之中，這是我有過最長一段情緒極度低落的時期。每個人都曾有過令你傷心落淚的時刻——無論是因為身體上的疼痛、悲傷、失落、分手，或者只是糟糕透頂的一天。你會因此聲淚俱下，但之後你會有所解脫；你會感覺更好，恢復以往，並準備好面對生活的下一個挑戰。毫不掩飾地釋放你的情緒並且正面迎接它，是讓我們在面對困難還能繼續前進的原因。

回想起那個時候，我發現哭泣是一件極為困難的事。這聽起來很奇怪，一個得面對自己憂鬱事實的人居然哭不出來。我為自己找藉口：我是一個堅強的人，我不需要哭哭啼啼的；把錯歸咎於藥物抑制了我的情緒；我身邊的人不會想看到一個哭泣的廢人；即便是哭都是一種自我放縱。但這些都是虛假的謊言。我一直在欺騙自己，並迴避這種有助病情的健康反應。

我哭不出來，有什麼東西正在阻礙我，但我也不想承認有這件事。我害怕哭泣、害怕如釋重負。如果我哭了，便會打破這個障礙。我會因此失控，不確定我會對自己做什麼。但是我想要堅強起來，不要陷入憂鬱。最後，病情在聖誕節達到了最高峰，當時我再也無法掩飾自己的真實感受。眼淚不禁流了下來，隨之而來的是我壓抑住的負面且痛苦的情緒。

我逐漸意識到我需要接受自己的建議——正面迎接問題，誠實面對自己的情緒並正視之。這會很痛苦，但我會更快地康復並有更敏銳的自我覺察。

雙相情緒障礙症不是你的一切

　　精神疾病在我的生活中有著舉足輕重的地位。我很常提到這件事。我這麼做是因為非常想要提高大家對這件事的意識，並讓心理衛生服務的相關資金預算能夠有所提高。這兩個議題都比一般衛生健康還來得不被重視，並由此顯示其中的不公平和歧視。因此我覺得我有責任代表那些不能發聲的人。然而，這並不意味著我的病足以代表我的一切。我承認，沒有一天我不去想它，但為了保持穩定和健康，我必須這樣做。

　　我不只是一個精神病患者；我是一個電動宅，喜歡科幻小說和動漫。我正在寫一本小說，我很喜歡創作，不論是雕塑、素描或繪畫。我也是一個純素主義者（譯註：純素主義者（Vegan）是素食主義（vegetarian）的一種，主張植物性飲食，除了不吃肉製品外，也不食用任何動物產品，包含蛋奶、蜂蜜等。），當我每次看見北極熊的照片時總是淚流滿面（我真的忍不住！）。我相信每個人都有一個更公平的社會。我靠自己學會怎麼用喉音唱歌。

　　當親友坦白他們痛苦已久的精神疾病時，他們需要被正常地對待，就如同以往一般。他們的病不是你們往後談論到他們的唯一話題。他們是一個有身分、個性、希望和夢想、嗜好和熱情的人。他們不僅僅是「可憐的人」或「奇怪的人」，甚至是「奇怪的人」或你不想多聊的人，只因為你不知道該說什麼或如何面對。

　　讓自己更了解有關某種疾病的知識可以使自己獲得解脫。你會意識到這種病是可以控制的，這不需要消耗你的生命。精神疾病不該成為你的一切。當你與他人分享你的所了解到的真實狀況時，他們就有機會看到疾病背後的真實樣貌。

打破沉默

有太多雙相情緒障礙症對患者總是沉默寡言。對親友們沉默以對；在工作上默默無言；不願讓醫生了解狀況，甚至也對自己封閉不語。打破沉默如同世界上最困難的任務。當你打破雙相情緒障礙症所導致的沉默時，你便得以獲得解脫與力量。當你終於願意與某人分享你的故事，即使只有一個人，也會是一種諾大的解脫。分享你的掙扎可以減輕你的負擔，並產生正面的影響，保持沉默則永遠不會給你這些好處。

然而，並非所有患者都願意如此保有開放的態度。我們會視情況與特定的人分享我們的故事。我們沒有必要讓自己「暴露」在外。我完全了解自己的尺度在哪（有時我會不敢那麼開放地說）。嘿，如果與某人分享這本書是你的方式，如果告訴一個人你的故事是你的方式，那也沒關係。如果主動尋求幫助和支持是你的方式，那麼我將與你一起慶祝這一壯舉！蛋糕交給我來準備。儘管我們有共同的疾病，但我們畢竟都是不同的個體。打破沉默意味著多說一點或少說一點。這不是比賽。你不需要逼自己一定得跟所有人談論你的病情。做你可以做的事，你會發現這不僅會改變你的生活，也會影響關心你的人。

繼續說下去 —— 不管有沒有切中主題。這不是一個容易談論的話題。即使開始談論雙相情緒障礙症也會讓人感到尷尬和退縮。突然開始侃侃而談也會讓人感到不安。對於沒有經歷過的人來說，這是一個陌生的話題。有時你得去判斷與你交談的人給你

的氣氛和情緒。如果談的時間點不對，可能會讓一個人感到震驚，甚至讓他們疏遠你。他們的反應可能是沉默不語；也可能完全忽視你說的話並換一個話題。有時你可以從一個人的眼中看到他不知道該說什麼的恐懼感。說真的，你得與他人如實地溝通並分享你所學到的知識。為此我會問他們：

「雙相情緒障礙症有什麼讓你害怕或擔心的地方嗎？」

或者：

「為什麼這次的談話讓你感到不舒服？」

如果我裝作若無其事，那我永遠不會知道答案。

與雙相情緒障礙症斷絕關係

雙相情緒障礙症是你最好的朋友嗎？雙相情緒障礙症有時會讓我們不知所措。它可以控制我們的決定，影響我們的人際關係，並阻止我們從事喜歡的事情。呃，但有時，雙相情緒障礙症不僅僅是一種疾病，而且還是我們的生活的一部分。或者換句話說，它會成為我們最好的朋友。

奇怪的是，雙相情緒障礙症是如何扭曲我們的思維，如何變成我們生活中重要的部分，甚至竟成為我們的朋友。無論走到哪裡，我們都會隨身攜帶一個至死不渝的伴侶。它會跟著你去參加聚會、家庭活動、上學或工作。它也不會保持沉默，它會在我們耳邊低語，說我們沒人愛、沒能力。它想成為我們最好的朋友，我們唯一

的朋友。

　　雙相情緒障礙症與你之間問題在於它對你的控制欲有多嚴重。這會讓你無法專心做你想要做的事情，會使你疏遠你的親友。它的目的是希望你孤立無援。若你讓它得逞，這個病症就會成為你的一切，並且完全佔據你的生活。

　　重要的是，你必須在這些事情發生之前有所察覺。我談論很多關於雙向情緒障礙症的事情。原因在於我想要開誠布公地面對，並讓這個病變得不那麼像是禁忌話題。當我以消極內縮的方式談論我的感受時，我就需要顧慮自己的所作所為：我是否想得太多，變得偏執於自己的感受？這是否提升雙相情緒障礙症在我生活中的重要性？發生類似情況時，我就必須停下來自我覺察。

　　沒有人想要生病。我們想要有健康和穩定的身體。但有時候雙相情緒障礙症卻會為我們設下陷阱。這會讓我們相信我們是罪有應得，反而加深我們與它的關係。我們都值得擁有一個最好的朋友，一個真正會支持和鼓勵著我們，會告訴我們是被愛的朋友，而不是像雙相情緒障礙症那樣的損友。

第九章

給旁觀者的建議：
給家人和照護者的實用建議

本章適合家人、朋友和照顧者閱讀。與你所愛的人分享並鼓勵他們閱讀。

一開始談論雙相情緒障礙症也許會令人感到不知所措，但你可以有更好的方法。掙扎的人可能只需要一個細微的動作就能幫助他們撐過去。你也許沒有意識到自己其實有一個能幫助他們的工具。

幫助與照顧某個人必須仰賴許多方法來實踐。即便你不是切身處地照顧他們，也不代表這不會是消耗精力的苦差事。你可以透過許多方法來幫助身邊罹患雙相情緒障礙症的親友們：

・給予情感上的支持。

・確保他們的安全。

・鼓勵並幫助他們尋求協助。

・幫助他們面對或接受診斷結果。

・鼓勵其他家人和朋友也一起協助他們。

- 幫助其他家人和朋友理解雙相情緒障礙症。
- 建議他們去預約看診，並跟他們一起去，替他們提供醫師相關的參考資訊。
- 提醒他們按時服藥。
- 為他們煮飯或整理環境。
- 幫助他們擬好消費預算，並幫忙看顧他們的財務狀況。

　　首要之務在於如何發現發病的徵兆。當他們憂鬱症、輕躁症或狂躁症發作時比較容易被注意到，這取決於他們的行為跟平時有多麼不同。你所發現的徵兆可能是每一種病都會有的，所以一開始可能很難釐清他們是處於哪一種情緒發作。某一些徵兆可能代表他們處於憂鬱狀態：

- 他們行為舉止的改變。
- 易怒。
- 做不了幾件事。
- 在奇怪的時間早退或請假。
- 沒什麼動力。
- 對社交活動或嗜好的興趣減少。
- 外表有所變化／生活邋遢。
- 胃口改變。

而輕躁症／狂躁症的徵兆：
- 同樣會有行為上的改變，包括行為異常。
- 時常做危險的事情。
- 胃口改變。

- 外表有所變化。
- 睡得少。
- 專注度不足。
- 易怒
- 快速且急迫地說話。

不要因為漏掉某個徵兆就感到自責。最重要的是在他們生病時陪伴他們。雙相情緒障礙症到底還是一種疾病，所以請與他們討論這些徵兆，並一起了解他們每次發作的徵兆是屬於哪一種疾病。如果你注意到某些行為不對勁，請不要害怕讓他們知道。這有助你們雙方往後能夠更容易掌握憂鬱症、輕躁症或狂躁症的發病。除了發病前的警訊之外，了解和釐清它們的誘因也很重要。你們可以一起討論如何協助控制這些誘因，或是該如何完全避免這些誘因。

看到某人飽受雙相情緒障礙症或其他疾病之苦，我們都希望那個人能盡快好起來。我們的意圖雖然是出自善意與關懷，但卻不一定是有益的。

我必須在此強調，對雙相情緒障礙症武斷地下結論並非好事。照顧雙相情緒障礙症患者並不簡單，而且反而會讓你情緒低落。尤其當你經常為他們擔心並且想要找到發病的警訊時，更是如此。處於這種緊繃的狀態是有害健康的，亦非支持他們的最佳方式。不要認為突然的情緒轉變就是發病的徵兆。從我們自身的經驗來看，雖然有時候會出現一連串不同的情緒感受，但其中大部分都還是穩定的。當他們意外出現想要獨處的表現時，我們不能想都不想就覺得必須準備好面對他們嚴重發病的狀態。你也得

給他們一點信任，相信他們都已了解自己的發病誘因和警訊，而不是去臆測每一個你看到的行為和情緒改變。你必須從中取得平衡，而找到這種平衡最好的方法是什麼？溝通。

我該說些什麼？

家人、朋友和照顧者能做的就是去了解他們所愛的人在面對雙相情緒障礙症時的困難，真正去傾聽他們所受到的影響、閱讀相關文獻、參加互助小組等都可以幫助你更了解雙相情緒障礙症。簡述他們對你提及關於雙相情緒障礙症的事情，就足以讓他們覺得自己獲得傾聽的，甚至是被理解。去傾聽，然後用自己的話描述他們說過的話。你有很多方式可以回答他們：你不需要說得太複雜或太專業，也不需要證明你有多了解他們的症狀，這都不是重點。重點是讓他們感覺到你是真的有在聽他們說話，因為每位雙相情緒障礙症患者都會有獨特的觀點，並且對某種症狀掙扎不已。不要害怕與他們談談他們所經歷過的事情。這會讓他們感受到被支持且被你接納。你可以說：

「所以你要說的是……」

「我知道你正在受苦。」

「這些憂鬱和無助的感覺肯定讓你受苦了。」

「你焦躁不安的感覺一定很難受吧。」

他們只需要聽到你認知到他們的困難。讓他們知道你會在身邊陪伴是很重要的。你不需要試著想要治好他們。穩定是每位雙相情

緒障礙症患者的目標，但這需要時間。不可能一夜之間就神奇地穩定下來，這會是漫長的過程，可能得花上幾年。雙相情緒障礙症患者需要你陪伴他們，並展現你的愛與支持。你可以藉由接受這種疾病，並與他們一起找到未來的方向來做到上述這些事情。

我的伴侶，吉米對與雙相情緒障礙症患者一起生活並維繫感情關係有這樣的看法：

「從伴侶的角度來看，我認為最重要的關鍵在於溝通。如果你認為他們的狀態有點太好或太差了，請直接詢問他們是否安好。我有過一段很長的時間總是把她的所作所為視為狂躁症或輕躁症的早期症狀。我問的問題總讓她覺得我只是杞人憂天，結果證明只是對某件事情正常的興奮反應罷了。我會質疑『讓我們出去買醉吧』這句話是不是病兆，不管當下這件事有多麼誘人！是的，這確實意味著我有時會質疑一些正常的行為舉止，但我寧可錯殺一百，也不願放過一個。」

「性慾是很重要的話題。特別是在她穩定下來之前，她的狀況會起起落落的。她的性慾可能會在幾週內降至冰點，或在幾週內慾火高漲。這若非快樂似神仙，則如披荊斬棘一般困難重重。特別是在停機期間，我發現我會懷疑問題是否出在我身上。因此，這個話題真的至關重要。」

「我已經懂得要去問她吃藥的事了。你吃藥了嗎？你要去吃藥了嗎？當我們在看電影時，我會按下暫停鍵，直到她吃完藥我才肯按下播放鍵，因為吃藥時間到了，我們可不想忘記這件事！是呀，我有時候是很煩人，但我才不管，除非她把藥吃了！」

「我可以試著想一些其他例子，但所有例子都是想表達一件事情：溝通、溝通、再溝通！」

如果你擔心一個人的身體健康，你會怎麼去幫助他們呢？

- **問候他們還好嗎？**很簡單，對吧？如果你有預感有些事情不對勁了，那你真的該認真地問問他們是否還好。你不只是希望得到一句簡單的「我很好」。輕鬆不拘謹地與他們交談，把酒交歡，或是一起散散步。與他們談談你的擔憂以及你看到不對勁的地方。

- **若你已經一陣子沒他們的消息時，快聯絡他們。**他們可能正處於艱難的時刻，並且已把自己孤立起來。知道有人在想著他們可以讓他們願意開啟對話。

- **告訴他們你願意傾聽他們說的話。**如此他們才願意開口向你訴說。「你現在還好嗎？」傾聽並給予他們暢所欲言的空間。仔細地聽，重複說出其中的關鍵字，並用你自己的話總結他們所說的內容。這會讓他們覺得你有聽懂了。

- **分享你自己的經歷。**也許你或其他人在生命裡也曾有過一段艱難的時期。分享那段經歷，讓他們知道不是只有自己過得如此辛苦。

- **但請別老是在說自己的事情。**避免自吹自擂的狀況。是的，你可以分享自己的經歷，但不是告訴你所愛的人他們正在經歷的事情其實沒什麼大不了。你們談話的重點還是得在他們身上，包括他們的感受，並且更完整地了解他們的狀況。

開啟對話

當妳注意到家人、親友的狀況卻不知道開如何開口時，或許下面的例子有助於開啟彼此間的對話：

「我有注意到你最近話有點少。有什麼是讓你煩心了嗎？」

「我注意到你最近變得不一樣了。你想要聊聊嗎？」

「好久沒聽到你的消息了，你需不需要什麼幫助？」

「有什麼什麼我可以幫得上忙的？」

「要要出去喝杯咖啡，聊聊你的近況？」

「如果你需要聊聊，我隨時奉陪。」

我可以怎麼幫忙？

你不需要治好他們。這些處於絕望狀態的人不需要你告訴他們「去洗個澡」、「去跑步」、「喝點甘菊茶」。作為人類，我們會想要解決問題，但有時我們就是無法完全解決問題。如果你不是專業醫療人員，那麼請你陪伴在身邊即可，傾聽、聊天是你能幫的最大的忙。

我的母親一直在努力想要「修好」我，但隨著時間過去，她也學會了如何給我最好的幫助：

「當一個媽媽，而且有一個雙相情緒障礙症的女兒是一個很大的挑戰！身為一個母親，你想要自己的孩子快樂、健康、享受人生；而非因為情緒起伏、行為古怪、憤怒和悲傷而去封閉自己。但是我的女兒多年以來卻是一直處於後者的狀況，我不知道也不明白哪裡出問題了。」

「當我的女兒在 2012 年被診斷出罹患雙相情緒障礙症時，某種程度上彷彿是一種解脫。經過多年與她的情緒起伏和反覆無常行為的對抗，我們終於找到了答案。」

「這只是我和女兒以及他的診斷結果共存的開始。我記得我會很留意自己對她說話的語氣與用字遣詞。我覺得自己好像得小心翼

翼地對待她，真的不知道該怎麼面對這些。我隨後與女兒一起加入雙相情緒障礙症的互助小組，這讓我知道她還是我所愛的女兒，她只是罹患了雙相情緒障礙症。」

「最困難的時期在於當她發病且無法好好過日子的時候。我只想讓她好起來，並設法讓她心裡那些糟糕的事情煙消雲散。我知道對她來說最好的幫助就是給予務實的協助，例如幫助做家事；與她和她的丈夫溝通；坦誠相待；最重要的是告訴她是獨一無二的；是被愛的。」

「我慢慢了解到不需要用如履薄冰的態度去面對她。我和女兒的關係變得更好了，我們彼此坦誠以待，我不再擔心自己說的話可能讓她不高興或讓她生氣。凱蒂沒有變，患有雙相情緒障礙症的她仍是我美麗、聰明、了不起、熱情、善良和有愛心的女兒。」

鑒於上述內容，你可以給予什麼樣實質性的幫助？

- **幫他們寫下問題**。例如如果他們需要去看診，幫他們把想說的話條列式地寫下來。當他們不舒服時，他們腦中的想法是很混亂的。為他們把想說的話歸納成一張表，並把最重要的幾個部分置頂。
- **與他們一起整理他們寫的記錄**。確保他們的帳單、醫生的來信、他們對治療所做的重要記錄以及處方籤，都被置於容易拿取且安全的地方。將他們書寫的筆記記錄加以分類，這樣就更容易找到他們需要的東西，並留意他們的帳單是否有好好處理。
- **協助處理生活事務**。這包括帶他們去超市購買食材、幫助或安排小孩托育、打掃家裡等其他日常生活事務。如果他們感

到緊張或焦慮，你可以為他們安排行程或陪他們搭乘大眾運輸工具。

- **陪同他們去看診**。除了帶他們去看診之外，陪同他們一起參與看診通常是個明智之舉。我發現這非常有幫助。即使我做了筆記，有時仍會忘記提及一些重要的事情。我可能會感到不知所措，以致於無法完全表達我的感受。讓熟悉我的人一起在場為我提供了情感的支持，讓醫生或心理醫生聽到他人的觀點也很有幫助。有時候他們可能認為一切無恙，但說不定你已經注意到一些不太對勁的地方。將你的顧慮告訴醫療專業人員可以讓你有所釋懷，並確保你所愛的人得到正確的治療。
- **充實自己對疾病的理解**。搜尋有關雙相情緒障礙症及其治療的資訊不僅可以幫助患者本身，還可以幫助你更理解並支持他們。收集資訊並與他們坐下來討論所有治療的選項。透過討論可以幫助他們決定怎麼做對他們有用。

我的父親也談到有一位罹患雙相情緒障礙症的女兒是什麼樣的感覺，以及他因此學到的事情：

「從凱蒂出生到她兩歲之間，我彷彿置身於天堂之中，她就像是小天使一樣，身為她的父親，我非常以她為傲，現在我依然這麼認為。在差不多兩歲的時候，凱蒂的個性變了，老實說我覺得很棒，因為我希望孩子可以長成他們自己的樣子。」

「當我們最小的兒子湯姆出生後，凱蒂已經六歲了，而她有一些額外的需求，需要我們父母花上很多時間去滿足。與此同時，我們也是寄養家庭，並致力幫助年輕人能有一個真正的家庭生活。事後看來，我認為凱蒂夾在寄養的孩子與弟弟之間感到有些迷失了，

即便她也幫助那個我們不得不留下的孩子很多。我沒有放太多心力在她身上。我以為她只是文靜，但當我回首關注時，我認為她正變得愈來愈退縮。」

「當她讀中學時，我開始注意到她有些不同了，但這對我來說也沒有太大的顧慮，因為我總是尊重每個人的差異。凱蒂從學校畢業並取得了良好的成績，使她能夠在大學學習創意寫作課程。我為她感到非常高興並全力支持，因為我知道她在文字和藝術方面是具有創造力的。之後凱蒂覺得她無法繼續讀大學了，而我仍然不知道她這個決定背後的全貌。我知道要整理、思考她的狀況，但下一步呢？凱蒂回家後我們盡可能地支持她。她的心理健康出現一些嚴重的問題，包括嚴重的恐慌發作，最終呼叫救護車送醫。當凱蒂被診斷出患有雙相情緒障礙症時，這是一種震驚，也是一種解脫，因為這足以說明她的一些『不同之處』。我花了一些時間才明白，你無法輕易擺脫它或『振作起來』——事情並沒有這麼單純。為了幫助凱蒂，我必須充實自己，總之我得努力嘗試，我也知道陪伴她度過這些艱難的時刻是老生常談的作法。但總之我就是努力想讓她知道她是一個多麼有創意、多麼有愛心的人，以及我作為父親是多麼以她為榮。」

當他們憂鬱時我如何給予協助？

盡量不要對他們太苛刻。他們不是故意讓自己憂鬱的，他們無法控制自己的感受、無法擺脫困境，也無法很快地振作起來。如果你之前從未經歷過憂鬱症，那麼你也很容易有同樣的感覺並感到挫敗。批評他們是無濟於事的，而且他們可能已經對自己感到非常羞愧。對他們施壓會使他們感到更加低落、孤立且一文不值。

你不需要為他們鞠躬盡瘁。當你看到某人深陷憂鬱時，你容易覺得自己必須擔起拯救的責任。當然，每個人都需要不同程度的幫忙，但對你和他們來說，重點不是要他們百分之百依賴著你。你可以鼓勵他們幫助自己，也許是和他們一起打掃房子，或者幫他們添購一些食材，好讓他們可以做一頓健康的飯菜。和他們一起討論可以給予哪些幫助，並確認他們自己可以做得到什麼。

　　通常人們不想要被同情，只想知道當他們需要你，你就會在他們身邊。你並不需要給他們解決方案——保持聯繫和傾聽才是上上策。

　　當他們有輕生念頭時，會突然顯得冷靜甚至喜悅。這會是一個很大的警訊，因為他們已經計畫好了結自己的性命了。如果你在乎的人陷入嚴重的憂鬱，但卻在一夕之間恢復平靜。你一定要繼續緊密關注他們才行。當他們決定輕生而且已經計畫好在何時、何地了結性命時，這會讓他們在當下獲得一種解脫感。他們已經下定決心並且知道何時付諸於行，所以反而會因此感到如釋重負。如果親人告訴你他們已經有所計劃，看似一心尋短，或者開始安排他們的後事，那他們真的需要幫忙。

如果他們患有精神疾病怎麼辦？

　　你的首要之務就是保持冷靜且溫柔地跟他們談談。請不要驚慌失措。讓他們能輕鬆自在地分享發生的事。當你發現他們說的話模糊不清時，這很容易令你感到沮喪。你也許會想要與他們直球對決。不！對他們來說，此時此刻所經歷的是非常真實的。挑戰他們的信念很容易讓他們對你疏遠，如果他們因此偏執待之，甚至會助長妄想的發作。如果你能鼓勵他們敞開心扉，那麼你就更容易幫助他們；這也有助你察覺他們是否有傷害或危及自己的風險。請務必做到傾

聽並盡可能地理解。你不需要同意他們說的每一句話，也不需要完全理解他們說的話，尤其當那些話毫不合理的時候。但請不要刺激妄想的發作，這只會讓事情變得更糟。

請你專注在他們的感受。與其關注他們所描述和所說的內容，不如去談論他們的感受。如果他們生氣、悲傷、擔心、害怕、沮喪或偏執，請關注在其中一個情緒。你很容易被他們所說的話所吸引並糾結其中。你可能會發現自己正在糾正他們或與他們爭論，而這都不會有任何結論。你無法向他們證明他們的妄想是假的，因為他們的心態聽不進理性且合理的回應。相反地，讓他們感到安全且有保障，有助引導他們度過難關。

請尊重他們，不要對他們的經歷指手畫腳，或過度呵護。你也許覺得你懂得比較多，告訴他們真相才是明智之舉。然而，如此往往反而會造成分歧。請你在一定程度上尊重他們的意願。例如，如果他們想被居家照護而不是在醫院，你應該尊重這一點，除非他們對自己或他人造成危險。同情他們是另一種表達你關心和理解的方式。如果他們聽到或看到讓他們感到困擾的事情，請告訴他們如果是你遇到一樣的事情，會有什麼感受。如果你能設身處地為他們著想，他們就不會感到那麼孤單。

最後，直接問他們可否讓你提供一些協助。他們可能會害怕出門，或者他們經歷的創傷太大了，以致於無法照顧好自己的生活起居。我在精神疾病發作期間，會感覺好像一切都不重要了，所以我發現我很難照顧好自己。請詢問他們是否可以讓你為他們買些東西或煮飯。提醒他們睡覺、吃飯和洗澡也是很重要的。這就和全心全意關注並傾聽他們的想法一樣簡單。你可以這麼對他們說：

「在你腦裡聽得到這些叫聲肯定很嚇人吧。」

「你看起來還不錯，但有沒有什麼是我可以幫忙的？」

「我不知道該怎麼看待你所說的。你告訴我的一切聽起來很令人困惑且擔憂。不過，你好像處理得很好。」

當他們狂躁或輕躁症發作時該怎麼辦？

解決這個問題最好的方法是在發作之前有所準備。當他們感覺良好時，他們會更容易接受一些建議。當一個人穩定時，會有更好的自制力，並且能夠客觀地看待他們的輕躁或狂躁症。你可以對他們的工作狀況和其他的計畫提出你的意見。也許你覺得他們承擔了太多，以致於產生壓力和倦怠，進而發病。請保持冷靜和溫和的態度給予建議，如此就不會讓他們覺得你是過度保護或挑三揀四。同樣地，為了讓他們保持健康，你可以幫助他們堅持做到每天該做的例行公事。確保規律的飲食和睡眠習慣有助於他們維持身體健康，或者在輕躁或狂躁發作結束時得以處於較健康的狀態。

在發作期間，你可以與他們一起做一些事情。如果他們正在做一些創造性的活動，請你加入他們。這表示你對他們在做的事情感興趣，同時也能設定好他們可以花多少時間在這件事情上。再說一次，請不要逼他們停下來，但要提醒他們當天該做的事情，或提醒他們要吃飯、洗澡、睡覺。你也許得在他們身體不適時幫忙處理他們的財務狀況，但這可以事先規劃好。例如在他們的手機或電腦裡安裝一個只有你知道密碼的網站封鎖程式。這能阻止他們在常逛的網站上衝動消費。你可能需要從他們那裡拿走信用卡，並擁有可以登入他們銀行帳戶的權限。如果他們需要用錢的時候，就得先問你。這感覺好像把他們當嬰兒看待一樣，但相信我，當他們穩定下來時，他們會感激你的。

棘手之處

有時候當某人病得嚴重時，他們的行為會顯得相當棘手。你很難理解和處理他們的行為。當他們輕躁或狂躁症發作時，他們通常會非常地失控。他們的行為可能會讓你感到難堪。奇怪的是，他們可能會在你和其他人面前表現異常，甚至可能有令人不安或具有攻擊性的行為。重要的是你要和他們討論這件事並且避免讓症狀惡化。不過，在發作的當下可能不是與他們談論此事的最佳時機，因為在狂躁或輕躁狀態下，他們可能不會乖乖聽你的話。事實上，他們幾乎可以說絕不會聽任何人的話，眼裡根本容不下你的建議。因此，等到他們穩定下來才是明智之舉。寫下你想告訴他們的話，好讓你不會忘記他們說過或做過的事。書寫可以幫助你處理自己的感受，避免讓自己到達忍受的臨界點。冷靜地討論他們的行為、話語或動作所帶給你的感受。試著不要給予主觀的判斷或者太具批判性。記得此時的他們正在生病，無法了解自己讓你多麼生氣或擔憂。告訴他們的動作和行為帶給你的感受。不要以偏概全或指責他們的行事作風；而是反過來傾訴你當下的感受。

如果他們有幻覺或妄想，可能會在不知情的狀態下而對你生氣、惱火或困惑。即使他們的行為舉止或說的話是負面且傷人的，你一樣要試著保持冷靜。讓他們知道你不會放在心上；也沒有看到或聽到他們所看到或聽到的幻覺，但你可以理解這對他們來說是真實的。

你也許會因此覺得沮喪或無能為力，畢竟人的能力有限。另外，你可能在他們生病之前就意識到他們生病了，他們卻可能不願承認自己需要幫助。他們可能會把你推開或說出惹惱人的話。此時就需要你在他們穩定時整理的警訊清單了。這份清單會讓你們更容

易就事論事地討論實際的狀況。

如果他們浮現痛苦的感受，可能會將其發洩到最親近的人身上。如果他們把你推開，你可以不高興，但請記住他們為什麼會那樣做：因為他們病了，正在處理難熬的心情和情緒。當事情開始變得太棘手時，暫時抽離或擱置是可行的。

如果你擔心他們可能會在你抽身之際出事，不妨請朋友或家人幫忙留意。與其他有類似情況的人聊聊也可能會有所幫助。

我哥哥詹姆斯（James）提到關於我那些棘手的行為對他的影響：

「我是凱蒂的哥哥，遇到事情不對勁時就會想要修好它是我的一貫的處事作風。我是那種看到問題就想解決它，並提供解方的人。根據我的經驗，我對雙相情緒障礙症沒什麼好感。這種疾病絕對不是你可以藉由一些忠告或『你試過這個方法了嗎？』之類的建議可以解決的。正因為如此，與患有雙相情緒障礙症的人保持密切關係可能是一個非常令人挫敗的經歷。」

「起初當我的妹妹被診斷為雙相情緒障礙症時，我只想要『修好』她。這樣的態度對我們彼此都會備受煎熬。事後看來，我的挫敗感是來自對雙相情緒障礙症的未知，以及不清楚它會如何影響我妹妹。我發現很難掌握雙相情緒障礙症會在何時結束、凱蒂會在何時發作，因此有時真的不知道該如何對待她。這讓我對這種情況感到不滿，也對她感到不滿，因為我無法以我能力可及的方式去幫助她。總之，我感到有些無助。」

「在過去幾年以來，我開始對凱蒂和雙相情緒障礙症有了不同的看法。當我更了解這種疾病和我妹妹的狀況，我便不再以非黑即白的方式去思考，並將雙相情緒障礙症視為她的一部分。我會試圖阻止自己提供修復或解決的方法（並非每次都有做到）。我意識到

最好的幫助是讓我妹妹知道如果她需要我，我一定會在她身邊，並且像對待正常人一樣對待她，而不是視她為一位『雙相情緒障礙症』的患者」。

要是他們不想被幫助呢？

有時候當某人明顯身體不適時，他們可能沒有查覺到自己的狀況，或者拒絕尋求協助。你不能強迫別人一定得尋求幫助，但你可以陪在他們身邊。強迫某人與你交談或尋求他人幫助可能會損害你們之間的關係。如果他們已成年，你就不能逼他們做他們不想做的事。他們最終得對自己的行為負責，做出自己的決定。如果你硬要他們跟你聊聊，這會使他們感到不自在甚至產生抵抗心。如此即便他們願意談談，也不太可能暢所欲言。

你可以鼓勵他們尋求協助，但不要強人所難。告訴他們如果他們準備好了，可以去哪裡尋求幫助，或向誰求援。讓他們知道你會在身邊照顧他們，告訴他們你雖然會擔心，但不會逼他們做任何違反意願的事情。選擇權在他們手上。

如果你對某人焦心勞思，你必須鼓勵他們去尋求協助。你可以鼓勵他們聯絡他們的心理醫療團隊（如果他們有的話）；與醫生約診，或去掛急診。有些服務專線也能在他們手足無措時給予協助。

照顧你自己

面對一個在困境中的人可能會讓你感到筋疲力盡，所以投入時間和精力好好照顧自己是很重要的。你需要保持良好的狀態，才有

餘力支持他們。你需要坦承以待，雖然這對你來說也非易事。但若你不這麼做的話，你會發現自己對你所關心的人心懷怨懟。你不能只是因為他們生病就不去誠實表達自己的感受。把事情攤開來談甚至有助加深你與他們的關係。

休息一下吧。當你為他們勞心勞力時是很容易使你累得喘不過氣。讓自己喘息一下有助於你休息充電，減少一些壓力並重新振作。與你信任的人分享你的感受有助於讓你感到備受支持。這也能幫助你找到與你感同身受的同伴。就如我說的，建立界限是很重要的。你的能力有限，接受你幫助的人也需要為自己的病情有所承擔。你必須務實地評估自己可以給予多少支持，以及你自己可以付出多少。大多數時候你只需要陪在他們身邊當個傾聽者就足夠了。你不必為了派上用場而不斷地虛張聲勢。

雙相情緒障礙症很複雜、很難治也很需要時間。我這一路走來學到了如何成為更好的自己。其中包括：

- 給自己喘息的空間。
- 了解自己無法控制一切，我不需要變得完美無缺。
- 透過藥物組合、治療和生活作息調整來控制病情。
- 藉由自我覺察來阻止發病的進程。
- 當需要幫助時，尋求協助。
- 珍惜友誼和親情。
- 誠實且開放地與家人、朋友溝通。
- 好好負起責任照顧自己，保持良好的狀態。

參考資訊與諮詢服務提供

台灣

為了方便台灣讀者快速獲取雙相情緒障礙症諮商服務的資訊，編輯特別整理出了國內心理諮商的公共資源，與地方診療資源：

公共資源

1. 行政院衛生署自殺防治中心——自殺防治—社團法人臺灣憂鬱症防治協會（depression.org.tw）
2. 社團法人台灣自殺防治學會（tsos.org.tw）
3. 全年無休的自殺防治守護者——安心專線 1925

地方診療機構

台北市

思塾心理諮商所　https://readlife.org/
盼心理諮商所　https://www.hopefamilycc.com/
交感身心診所　https://resonanceclinic.com.tw/
看見心理諮商所　https://www.seeingcounseling.com/
愛心理諮商所　www.iiispace.com
旭立文教基金會—心理諮商中心　https://www.shiuhli.org.tw/counseling/taipei
永康身心診所　https://yongkang-clinic.com.tw/
華人心理治療基金會　https://www.tip.org.tw/
擁抱心理博愛館心理諮商所　https://mental-hug.com.tw
擁抱心理諮商所　https://mental-hug.com.tw
聊聊心理治療所　https://www.talktalkpsy.com/
初和心理諮商所　https://www.true-heart.com.tw/index.html
覓汨心理治療所　https://www.misquare-psy.com/
馬偕醫院（淡水院區）精神醫學部—自費心理諮商 https://reurl.cc/V17Ldy
晴風心理治療所　https://www.fairwindpsy.com/

新北市

振芝心身醫學診所　https://www.blossomclinic.com.tw/
永和開心診所　https://www.happy-doctor.com.tw/shen.html
同在心理諮商所　https://beingcounselingcenter.com/
亞東紀念醫院家醫科心理諮商門診　預約窗口 02-77284952 林心理師
知芯心理治療所　https://withyoupsy.com/staff/
悅現心理治療所　https://meant2bejoy.com

新竹市

杜華心苑心理諮商所　https://www.dowdslove.url.tw/
新竹沛智心理治療所　https://www.facebook.com/hsinchupeichih
平衡身心診所　https://www.balancepsyclinic.com.tw/

台中市

知心心理諮商所　https://realizingcounseling.com/
好晴天身心診所　https://sogoodday.com.tw//
文心樂承診所　https://anxiety.com.tw/
心風景心理治療所　https://mindscape-psy.com/
引光築詩心理治療所　http://www.inpsyclinic.com/
貓肉球狗尾巴心理諮商所　https://wonderlandcounselingcenter.com/
趙玉良身心醫學診所　https://drchaoclinic.com/
台中市童綜合醫院—解憂心理諮商自費門診
預約窗口：(04)26581919 轉 58290　江心理師
好晴天身心診所　https://sogoodday.com.tw/

雲林縣

穗詠心理治療所　https://pse.is/4dqy26

台南市

上善心理治療所　http://www.up3.url.tw/
緩緩心理諮商所　https://www.huanhuan.tw/
台南康舟診所　https://www.wholesomeship.com/

高雄市

禾好心理治療所　https://www.facebook.com/howmind999
敲敲話心理諮商所　https://www.qiaotalk.com
樂群身心科診所　https://www.lechun.com.tw/index.html

屏東縣

牧陽心理治療所　http://muyoung.hjitech.org/service

英國

1. 英國雙相情緒障礙症慈善機構（Bipolar UK）：
   www.bipolaruk.org; 07591 375544; info@bipolaruk.org;
   網路社群：bipolaruk.org/ecommunity
2. 撒瑪利亞會（Samaritans）：www.samaritans.org; 116 123; jo@samaritans.org
   （譯註：撒瑪利亞會是一間志願機構，以英國和愛爾蘭為活動範圍，為
   有情緒問題和企圖自殺的人提供協助。）
3. 英國紙莎草希望熱線（Papyrus HopelineUK）：
   https://papyrus-uk.org/hopelineuk; 0800068 4141; pat@papyrus-uk.org
4. 心情網（Mind）：www.mind.org.uk; 0300 123 3393; info@mind.org.uk

美國

1. 憂鬱症和雙相情緒障礙症支持聯盟（Depression and Bipolar Support
   Alliance）：www.dbsalliance.org; 1 800 273 8255
2. 國際雙相情緒障礙症基金會（International Bipolar Foundation）：
   https://ibpf.org; 1 858 598 5967
3. 國立精神疾病聯盟（National Alliance on Mental Illness）：
   https://nami.org; 1 800 950 6264
4. 美國心理健康網（Mental Health America）：
   www.mhanational.org; 1 800 969 6642
5. 自殺危機專線（Suicide crisis hotlines）：
   1 800 784 2433（正處於危機之中時）；1 800 273 8255（有諮詢需求）

參考來源

· Ghaemi, S.N. (2001) 'Bipolar Disorder: How long does it usually take for someone to be diagnosed for bipolar disorder?' *Jour- nal of Clinical Psychiatry,* 61(10), 804–808. Accessed on 03/06/2020 at www.psychiatrist. com/JCP/article/Pages/2000/v61n10/v61n1013. aspx.

· Goodwin, F. and Redfield-Jamison, K. (2007) *Manic-Depressive Illness: Bipolar Disorders and Recurrent Depression.* Oxford University Press.

· McManus, S., Bebbington, P., Jenkins, R. and Brugha, T. (eds) (2016) *Mental Health and Wellbeing in England: Adult Psychiatric Morbidity Survey 2014.* Leeds: NHS Digital.

· National Centre for Mental Health (2017) *Bipolar Disorder, Preg- nancy and Childbirth. Information for Women, Partners and Families.* Accessed on 12/12/19 at www.ncmh.info.

· National Institute of Mental Health (2017) *Prevalence of Bipolar Disorder Among Adults.* Accessed on 02/02/20 at www.nimh.nih. gov/health/ statistics/bipolar-disorder.shtml.

· Time to Change (2015) *Attitudes to Mental Illness Research Report.* Accessed on 29/01/20 at www.time-to-change.org.uk/media-centre/ responsible-reporting/violence-mental-health-problems.

國家圖書館出版品預行編目資料

行為失控的平衡練習：雙相情緒障礙行為的自救指南。從憂鬱到狂躁，一切混亂，都能獲得解決 / 凱蒂‧康尼比爾（Katie Conibear）著；劉又菘譯.-- 初版. -- 臺中市：晨星出版有限公司，2022.11
　　面；　公分. --（健康百科；64）
譯自：Living at the speed of light : navigating life with bipolar disorder, from depression to mania and everything in between.

ISBN 978-626-320-254-2（平裝）

1.康尼比爾（Conibear, Katie）　2.情感疾病　3.躁鬱症
4.通俗作品

415.985　　　　　　　　　　　　　　　　111014729

健康百科 64	**行為失控的平衡練習：** 雙相情緒障礙行為的自救指南 從憂鬱到狂躁，一切混亂，都能獲得解決

作者	凱蒂·康尼比爾（Katie Conibear）
翻譯	劉又菘
主編	莊雅琦
執行編輯	林孟侃、吳易聰
校對	林孟侃、吳易聰
美術排版	張蘊方
封面設計	古鴻杰

可至線上填回函！

創辦人	陳銘民
發行所	晨星出版有限公司 407台中市西屯區工業30路1號1樓 TEL：（04）23595820 FAX：（04）23550581 health119 @morningstar.com.tw 行政院新聞局版台業字第2500號
法律顧問	陳思成律師
初版	西元2022年11月15日

讀者服務專線	TEL：（02）23672044 /（04）23595819#212
讀者傳真專線	FAX：（02）23635741 /（04）23595493
讀者專用信箱	service @morningstar.com.tw
網路書店	http://www.morningstar.com.tw
郵政劃撥	15060393（知己圖書股份有限公司）
印刷	上好印刷股份有限公司

定價390元

ISBN 978-626-320-254-2

（缺頁或破損的書，請寄回更換）
版權所有，翻印必究